DE

L'HOMŒOPATHIE

ENCORE UNE FOIS

QU'EST-CE QUE L'HOMŒOPATHIE?

IL FAUT EN FINIR AVEC ELLE !

PAR LE DOCTEUR

A. CHARGÉ,

OFFICIER DE LA LÉGION D'HONNEUR, ETC.

A PARIS

CHEZ J.-B. BAILLIÈRE ET FILS

LIBRAIRES DE L'ACADÉMIE IMPÉRIALE DE MÉDECINE

Rue Hautefeuille, 19.

LONDRES

H. BAILLIÈRE, 219, REGENT-STREET.

NEW-YORK

H. BAILLIÈRE, 290, BROADWAY.

MADRID, C. BAILLY-BAILLIÈRE, CALLE DEL PRINCIPE.

1864

DE

L'HOMŒOPATHIE.

— 6912 — TOULON, IMPRIMERIE D'E. AUREL.

DE

L'HOMŒOPATHIE

ENCORE UNE FOIS

QU'EST-CE QUE L'HOMŒOPATHIE ?

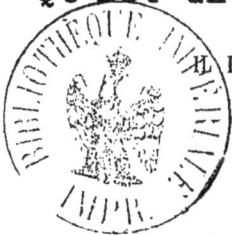

IL FAUT EN FINIR AVEC ELLE !

PAR LE DOCTEUR

A. CHARGÉ,

OFFICIER DE LA LÉGION D'HONNEUR, ETC.

A PARIS

CHEZ J.-B. BAILLIÈRE ET FILS

LIBRAIRES DE L'ACADÉMIE IMPÉRIALE DE MÉDECINE

Rue Hautefeuille, 19.

LONDRES | **NEW-YORK**

H. BAILLIÈRE, 219, REGENT-STREET. | H. BAILLIÈRE, 290, BROADWAY.

MADRID, C. BAILLY-BAILLIÈRE, CALLE DEL PRINCIPE.

1864

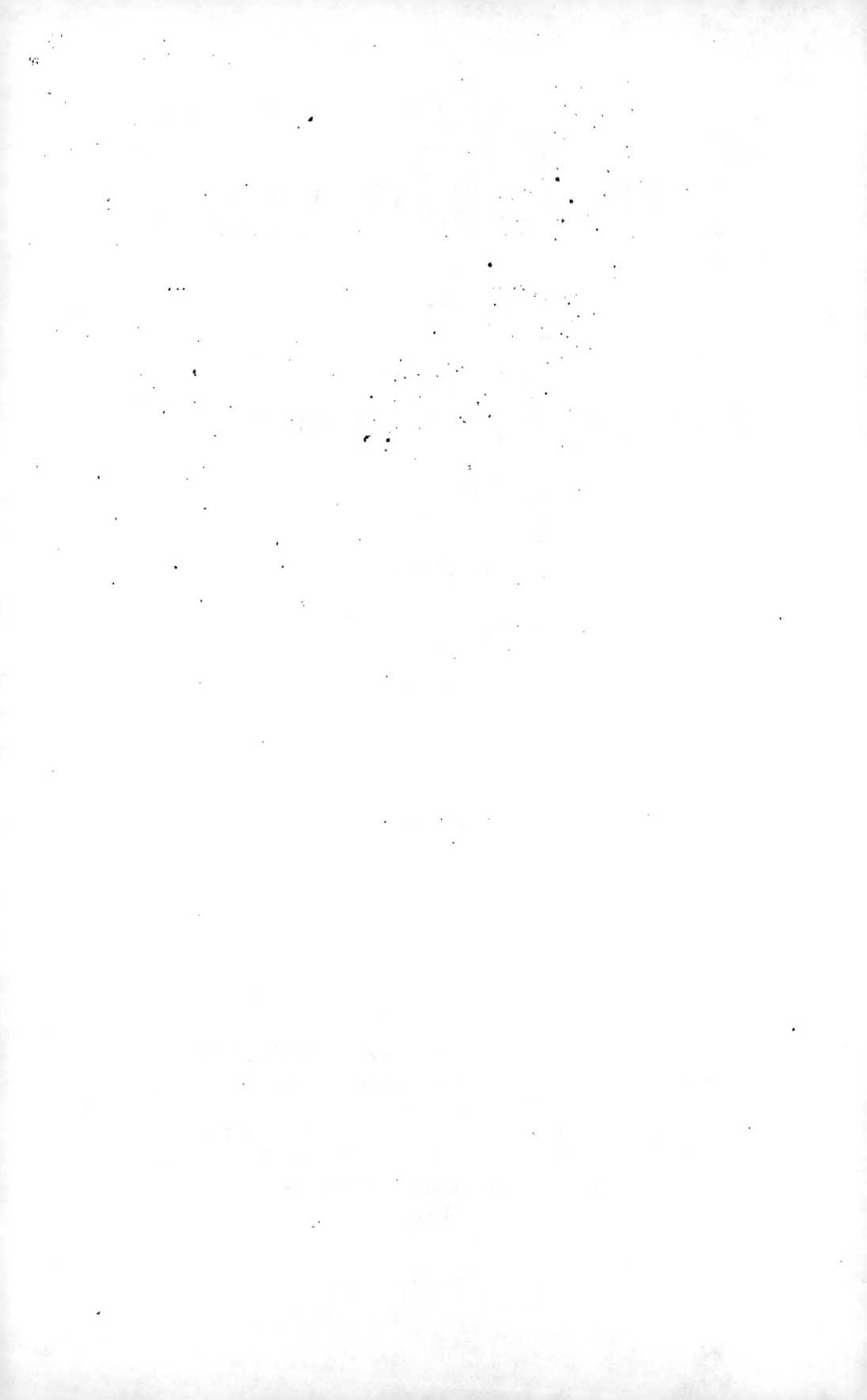

DE
L'HOMŒOPATHIE.

CHAPITRE PREMIER.

QU'EST-CE QUE L'HOMŒOPATHIE?

SOMMAIRE. — La question est brûlante, mais elle est d'un intérêt général, universel. Il importe également aux malades et aux médecins d'arriver enfin à une solution définitive. Enseignement faux sur l'Homœopathie. Appel aux médecins. Réponse à la question.

Qu'est-ce que l'Homœopathie?

Je me suis posé cette question, il y a près de trente ans, en face d'une guérison que j'avais tentée inutilement et qui avait été opérée plus tard, sans mon concours, par la seule intervention d'un élève de Hahnemann.

Une fois posée, la question me parut devoir être résolue.

L'indifférence m'eût paru coupable. Je n'eus pas à la combattre, parce qu'elle répugnait à ma nature ; mais si elle eût essayé de prévaloir, je l'eusse certainement étouffée à son origine.

Médecin, je n'eusse jamais consenti à me tenir éloigné d'une question médicale de cette importance, et appelé journellement à donner mes soins à des malades, il me parut tout simple de considérer, comme un devoir de conscience, pour assurer à chacun le plus de chances possibles de guérison, de ne rien négliger de ce qui pouvait augmenter mes ressources thérapeutiques.

Ainsi, j'étudiai l'Homœopathie.

Je me trouvai alors placé, comme le sont encore aujourd'hui les jeunes médecins, entre des dénégations que l'on répète toujours les mêmes, avec un acharnement désespérant, et des affirmations que l'on me disait reposer sur des faits réels, bien observés, mais dont je n'avais pas été témoin : mon embarras fut grand, mais pour en sortir je pris la voie la plus sûre et la plus courte tout à la fois; je commençai par me promettre de ne me laisser ni détourner par les uns, ni séduire par les autres ; je jugeai prudent de ne donner à personne ni ma voix ni mon consentement ; je préférai travailler moi-même à établir mes convictions.

Mes convictions se sont faites à l'aide de l'observation et de l'expérience, et loin de s'affaiblir jamais, elles se sont raffermies de plus en plus.

L'Homœopathie est une vérité.

Depuis le moment où telle a été ma croyance, je n'ai cessé de pratiquer l'Homœopathie, de la défendre contre ses détracteurs et de la propager par tous les moyens que j'ai cru honorables et utiles.

Il m'en a coûté le repos de ma vie.

Pourquoi donc, à mon âge, où, dans une demi-retraite j'ai voulu me recueillir, me mêler encore à des débats irritants? Parce que je ne serai jamais contemplateur oisif des épreuves auxquelles est soumise la doctrine médicale qui a toutes mes prédilections, et que je suis encore sensible à la satisfaction de ne pas laisser tomber dans le vide le fruit de mes travaux.

Plus que jamais peut-être, en France, le moment est critique pour l'Homœopathie ; il me paraît utile de tenter un dernier effort : puisse ma voix être entendue !

Le moment est critique, parce que d'un côté, l'intolérance, l'insulte, l'outrage, la calomnie sont montés contre nous à leur apogée, et que de l'autre, les disciples de Hahnemann ne sont plus assez étroitement unis, pour faire revivre dans leur éclat, toutes les vérités que Hahnemann nous a enseignées et qui, par leur faisceau, constituent à mes yeux l'excellence, la supériorité pratique de l'Homœopathie.

Les intérêts que je vais défendre sont exclusivement les intérêts de la vérité, et personnellement ils ne me touchent plus guère, puisque j'ai résolu de terminer dans la retraite une vie tourmentée au-delà de mes forces. Je le déclare, afin qu'on me pardonne plus aisément la vivacité de langage. Je dis la vivacité et non la violence, car celle-ci m'a paru toujours répréhensible et je l'évite avec soin.

Quand j'aurai des torts graves à redresser, j'essaierai de ne pas me laisser aller à de trop justes représailles ; l'emportement est odieux et de plus c'est un signe de faiblesse ; je l'abandonne à ceux qui, pour nous combattre, n'ont pas de meilleures raisons. Pour moi, il me suffit largement de me circonscrire dans le cercle de la logique et des faits, et je provoque volontiers la seule vengeance qui me paraisse légitime, celle d'agir et de raisonner mieux que moi.

§

Ce n'est point une affaire de simple curiosité que la question de savoir si l'Homœopathie est ou n'est pas une vérité :
c'est au contraire une question d'un intérêt général, universel,
et je ne donne à personne le droit de la rejeter comme indiffé-
rente.

La thérapeutique est la partie la plus essentielle de la
médecine, celle sans laquelle toutes les autres branches des
sciences médicales pourraient être considérées, avec raison,
comme de pur agrément, sans utilité, sans fruit; or, l'Homœopathie est avant tout une réforme thérapeutique. Elle a
pour objet le traitement des maladies ; son but est de guérir
plus vite, plus souvent et plus agréablement : donc, il importe
à chacun de prêter l'oreille à sa voix et de vérifier si elle a tort
ou raison.

Tous, riches et pauvres, jeunes et vieux, peuples et souverains, sont sujets à la maladie et tous ont intérêt à savoir,
dans un moment donné, à quelle pratique médicale il est plus
sage de se confier. Quand la vie est exubérante, il n'est pas
rare qu'on aborde avec un certain sourire les questions médicales ; il est même reçu, dans le monde, qu'on s'amuse aux
dépens de la médecine et des médecins ; mais vienne la douleur
(où ne vient-elle pas?) et alors les plus sceptiques sont aussi les
plus empressés à faire un appel chaleureux à la science de
l'homme ; eh! dès lors, qui ne voit combien cette question est
capitale, puisque les résultats sont nécessairement bien différents, suivant qu'on a suivi la voie de l'erreur ou celle de la
vérité.

Comme les malades, les médecins praticiens ont intérêt à ce

que la question de l'Homœopathie soit enfin tranchée, si définitivement et si clairement aux yeux de tous, que personne ne
soit plus tenté d'y revenir. Cet intérêt leur est commandé par
le respect de soi-même et par le cri d'une conscience indécise.
Sur quoi se fonde en général la résistance que nous opposent
les médecins praticiens? sur le respect qu'ils ont l'habitude
d'avoir pour l'autorité qui enseigne, et sur la confiance que leur
inspire le plus grand nombre.

Le grand nombre des opposants n'a rien qui doive sérieusement étonner tout esprit réfléchi. La science nouvelle, précisément parce qu'elle était un progrès, devait nécessairement
combattre, et elle a combattu en effet avec énergie, les vieilles
opinions qui, pour n'avoir pas été suffisamment appuyées sur
l'observation et l'expérience, n'en faisaient pas moins autorité
avant elle. Elle a froissé l'amour-propre des savants ; elle s'est
élevée contre les préjugés enfants de l'orgueil ; elle a, ce qui
peut-être est plus grave encore, amoindri les réputations faites,
compromis les positions acquises. Après cela, il faut, ou changer l'humanité, ou accepter les oppositions ; mais à titre de
dédommagement, qu'on veuille bien se demander ce que les
attaques si véhémentes, si multipliées, telles que pouvaient les
enfanter les mauvaises passions, ont produit sur l'Homœopathie
et sa marche ascendante? Rien. Plus elle a été contestée,
injuriée, calomniée, plus aussi elle a trouvé partout, des défen-
seurs dévoués pour l'affermir et la défendre.

L'autorité qui enseigne est respectable sans doute, quand
elle remplit ses devoirs ; mais ses devoirs à l'égard de l'Homœopathie, elle les a tous indignement méconnus ; je le prouverai
dans le cours de ce travail. Dès lors, cette autorité, qui enseigne
aujourd'hui, est déchue de tous ses droits à la confiance publique ; non-seulement elle ne mérite pas d'être crue sur
parole, mais il nous faut souvent la flétrir d'un démenti, et ce
n'est que justice.

On enseigne à la jeunesse médicale que la doctrine homœopathique sort des domaines de la science pour entrer dans ceux
de la superstition médicale ; que tel est le principe fondamental
de la doctrine de Hahnemann : *l'action de la substance employée est en raison inverse de la quantité;* que les homœopathes sont
des fous quand ils ne sont pas coupables de supercherie, etc.,
etc. (Cours de M. Bouchut, professeur agrégé de la faculté de
méd. de Paris, école pratique, *Revue des cours scientifiques,*
n° du 23 janvier 1864).

C'est faux que tout cela ; c'est faux : fausses citations, faux
principes, accusations fausses, arbitraires, dénuées de
fondement.

Quand des chaires sont souillées à ce point, il serait honteux
de courber la tête devant leur enseignement. Il y a mieux à
faire, c'est de les renverser.

J'ai parlé de la conscience indécise des médecins praticiens
en général, et je tiens à justifier ce mot parce qu'il est vrai.

A l'heure qu'il est, il n'y a pas de médecin qui, tandis qu'il
abrite sous la parole du maître son ignorance personnelle, ne
voit se dérouler, un jour ou l'autre, sous ses yeux, dans sa
propre clientèle, des faits éclatants qui témoignent hautement
en faveur de l'Homœopathie. Si la tête est vide, le cœur est bon,
et alors ces faits imprévus qu'on s'obstinait à regarder comme
impossibles et qui ne sont que trop évidents, troublent le repos
de ces praticiens, les inquiètent et leur suscitent des scrupules.

Quelle douloureuse position ! Comment ne pas désirer en
sortir ?

O médecins de tout âge, par respect pour vous-mêmes, sau-
vez-vous de ces scrupules honorables mais tardifs ; sortez enfin
de vos hésitations ; ne prenez plus conseil que de vos inspirations. A l'œuvre ! foulez aux pieds toutes les dénégations des
uns, les affirmations des autres. Il serait indigne de votre caractère de rester plus longtemps sans vous frayer vous-mêmes la

route que vous devez suivre ; ne vous montrez plus accessibles qu'à la passion d'être utiles à vos malades, quelque sacrifice qu'il en coûte à votre éducation médicale et à vos habitudes. Renversez de vous-mêmes les barrières toutes de préventions qui nous séparent, et qui ne subsistent encore que par les préjugés de l'école et les déclamations folles de l'esprit de système ; étudiez et jugez.

Expérimentez vous-mêmes, et dites-vous bien que quels que soient les résultats, vous aurez toujours fait œuvre d'honnête homme.

Après avoir agi avec connaissance de cause, vous aurez ou échoué ou réussi. Avec le succès vous cesserez de nous combattre et nous y gagnerons tous. Après vos déceptions, si déceptions il y a, vous nous réfuterez au moins par des faits, au lieu de mots dont nous n'avons que trop déjà.

§

Assez de considérations sérieuses légitiment donc aux yeux de tous, l'examen de cette question — Qu'est-ce que l'Homœopathie ?

Occupons-nous maintenant de la réponse.

L'Homœopathie, et par ces mots il faut entendre la doctrine médicale de Hahnemann, est l'œuvre du génie, soutenu par un grand cœur et fécondé par l'observation et l'expérience.

C'est pour le prouver que ce travail a été fait.

L'ordre suivi sera celui-ci : 1° de l'origine de l'Homœopathie, 2° de ses principes, 5° de ses moyens d'action.

Je jetterai un coup d'œil sur son *passé* ; j'exposerai son *présent* et enfin je terminerai par l'expression de mes vœux les plus ardents pour un prochain *avenir*.

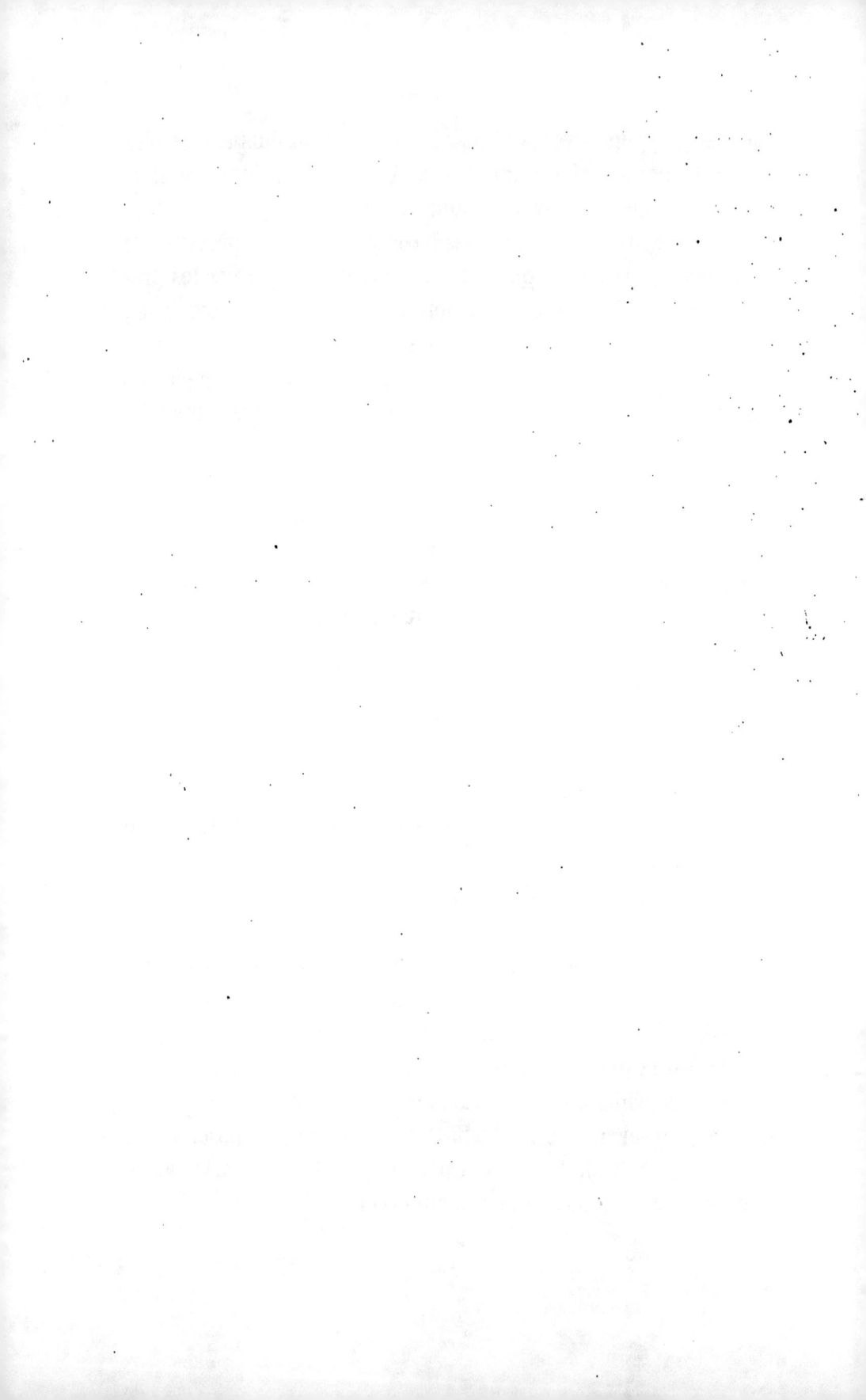

CHAPITRE II.

DE L'ORIGINE DE L'HOMŒOPATHIE.

SOMMAIRE. — Ce qu'était Hahnemann avant la découverte de l'Homœopathie. Quel mobile le pousse ? Il commence par s'appliquer à connaître les effets des médicaments sur l'homme. Il atteint son but par l'expérimentation à l'état sain. Des effets physiologiques révélés par l'expérience, il s'élève par l'expérience à la connaissance des effets curatifs. La voie expérimentale est la seule voie de Hahnemann.

Les écrits ou la parole d'un homme, méritent une confiance proportionnelle à l'estime que cet homme a déjà su inspirer, par sa valeur intellectuelle et morale ; c'est justice. Il est tout naturel, que les fruits savoureux de la veille nous fassent augurer favorablement des fruits du lendemain.

C'est là le secret de cet entraînement passionné avec lequel, dans notre jeunesse, nous nous précipitions dans les amphithéâtres de nos écoles ; le secret encore de cette avidité avec laquelle, à l'âge mûr, nous sommes restés suspendus aux lèvres de tous ceux qui enseignent et qui ont, par leurs antécédents, révélé leur puissance.

Ils nous ont appris déjà, donc ils peuvent encore nous apprendre.

C'est bien, c'est logique, c'est vrai.

Demandons-nous à présent qui a lancé le premier, dans le monde, l'Homœopathie. Est-ce le bras d'un Hercule ou le bras d'un enfant ?

§

Hahnemann appartient à la catégorie de ces êtres privi-légiés, qui étonnent par la précocité de leur développement intellectuel, par la sûreté de leur jugement et par la vigueur avec laquelle ils plongent dans les secrets de l'avenir. A un âge bien tendre, il mérite de la part du directeur de ses études, ces paroles prophétiques : « Quoique enfant, maître vous êtes, maître vous serez. »

Assez de biographie ; on m'accuserait de faire une légende et je serais sensible au reproche. Inutile d'ailleurs de répéter ici ce qui a été déjà dit bien des fois. Arrivons tout de suite au médecin.

Je veux ne compter pour rien ses vastes connaissances littéraires et scientifiques ; je passerai sous silence ses travaux en histoire naturelle, en physique, en minéralogie, en chimie. Sur ce dernier point pourtant, je ne puis résister au plaisir de surprendre nos détracteurs en flagrant délit de contradiction et d'injustice. Ils donnent à Hahnemann le nom de rêveur, (ce sont les plus polis), et ils n'en sont pas moins obligés de con-naître, au moins de nom, *le mercure soluble de Hahnemann,* cette impérissable conquête en chimie, la science des faits, l'ennemie par excellence des rêves et des rêveurs.

Il me suffit de considérer Hahnemann comme médecin, et pour cela je le prends docteur à Erlangen, le 10 août 1779, à l'âge de 24 ans. Il était né en 1755.

Sa thèse inaugurale, *Circonspectus affect. spas. œtiologicus et therap.,* se recommande par des aperçus nouveaux: il était dans la nature de l'homme de secouer la rouille du temps.

Dix ans plus tard, à 34 ans, je le trouve à Dresde, dans la

plus haute position que puisse ambitionner le médecin le plus avide de succès, de réputation et d'honneurs.

Ira-t-il comme tant d'autres, s'enivrer aux délices de Capoue? Les mauvais exemples ne lui manqueraient pas. Dans tous les temps, il ne fut que trop considérable, le nombre de ceux qui s'endormirent sur leurs lauriers.

Nous n'avons pas à déplorer que Hahnemann se soit jamais montré accessible à de vulgaires tentations.

Il travaille toujours. Voyez :

1° *Recherches sur l'empoisonnement par l'arsenic, preuves judiciaires pour le constater et moyen d'y porter remède.* — 2° *Des maladies vénériennes et nouvelle préparation mercurielle.* — 3° *Essais malheureux de quelques prétendues découvertes modernes* etc. etc. etc.

En 1801, Hahnemann dote la science et l'humanité d'un bienfait comparable à la découverte de Jenner ; il découvre le moyen de rendre les personnes qui se portent bien, inattaquables par les miasmes de la fièvre scarlatine. Ce moyen, mis en usage à la première apparition des symptômes, étouffe la fièvre dès sa naissance, et a plus d'efficacité qu'aucun autre, pour mettre un terme à la plupart des affections secondaires qu'on voit si fréquemment se déclarer, après que la maladie a suivi son cours naturel ; il s'agit donc d'un remède qui prévient et guérit tout à la fois : quel admirable bienfait !

Il est si grand, qu'à lui seul il eut été suffisant pour vouer la mémoire de l'homme à la reconnaissance des siècles. Je n'en connais pas beaucoup qui puissent lui être comparés.

Ce bienfait, Hahnemann l'a-t-il rendu? oui ou non ?

Oui, il l'a rendu, les preuves surabondent.

En haine de l'Homœopathie, on le passe aujourd'hui sous silence, ou on a quelque velléité de le nier et de toute façon on assume sur soi une effroyable responsabilité ; mais ce qui est écrit est écrit, et la conspiration du silence, fût-elle officiellement organisée sur une vaste échelle, la passion de contredire et l'audace de récuser sans examen l'autorité de ceux qui ont vu, fussent-elles contagieuses, ne pourront jamais étouffer la voix de Hufeland et de tant d'autres.

Il y a plus : *Fragmenta de viribus médicam. positivis etc.* 1805 ; — *La médecine de l'expérience ; — Valeur des systèmes en médecine, considérés surtout eu égard à la pratique qui en découle ; — Lettre à un médecin de haut rang sur l'urgence d'une réforme en médecine,* etc., etc., etc., viennent témoigner de la vigueur toujours croissante de cet infatigable athlète qui se fraye une voie nouvelle et qui peut enfin se rendre ce témoignage : « Il fallait que quelqu'un ouvrit enfin la lice, je l'ai fait, » et ailleurs : « La voie est frayée aujourd'hui : tous les hommes de conscience peuvent la suivre. »

Enfin, en 1810, arrive au monde l'*Organon* ; je ne veux pas savoir ce qu'est l'*Organon* ; nous l'examinerons plus tard. Je dis seulement ceci : avec ses antécédents scientifiques, avec le service éclatant qu'il avait déjà rendu en nous apprenant à nous préserver de la fièvre scarlatine ; après avoir enrichi la thérapeutique d'une préparation nouvelle, que les praticiens sérieux de toutes les écoles tiennent en haute considération, Hahnemann avait le droit d'exiger que son *Organon*, c'est-à-dire l'exposition de la réforme médicale, fût pesé avec réflexion, sans colère, sans parti pris, sans étroites préventions, et c'est ce qui n'a été fait que par un petit nombre de médecins, qui pour cela, ont été mis avec le maître (l'histoire le dira et nos neveux ne voudront pas le croire) au ban de la risée publique, de la moquerie et de la persécution.

Eh ! si les titres scientifiques de Hahnemann militaient déjà en faveur de sa réforme ; le milieu de son choix, le milieu de misère volontaire, le milieu de souffrances indi cibles dans lequel il a entrevu, préparé, mûri cette réforme, ce milieu ne méritait-il donc pas une considération particulière !

Où a-t-on vu jusqu'ici, un médecin abandonner, par scrupule de conscience, l'exercice de son art et descendre volontairement du piédestal, où l'avaient élevé la considération publique et l'assentiment de ses confrères !

On a bien des fois prononcé contre la médecine, des sentences douloureuses à entendre et des sentences méritées, comme celles-ci par exemple : « On dit que la pratique de la médecine est rebutante, je dis plus, elle n'est pas, sous certain rapport, celle d'un homme raisonnable, quand on en puise les principes dans la plupart de nos matières médicales. » (BICHAT, *Anat. génér.*)

« Le jugement sévère infligé par Bichat, fut toujours et est encore une vérité. » (FORGET, *Des obstacles aux progrès de la thérap. posit.*)

« Absence complète de doctrines scientifiques en médecine; absence de principes dans l'application de l'art ; empirisme partout : voilà l'état de la médecine. » (MALGAIGNE, *Acad. de méd.*, séance du 8 janvier 1856.)

« Ces milliers d'années d'étude, d'essais, de discussions, qu'ont-elles rapporté à la médecine ? Une vérité par mille erreurs, au plus. Temps perdu à rêver de présomptueux et d'insensés systèmes ; temps perdu à les propager ; temps perdu à les croire et à les éprouver ; temps perdu à les combattre ; temps perdu à les ressusciter sous un autre nom , etc. Oh ! que de temps perdu. » (MUNARET, *Médecin des villes et des campagnes*, p. 485.)

« C'est surtout dans les services où la médecine est la plus active, que la mortalité est la plus considérable. » (MAGENDIE, *Le 16 février 1846.*)

Après cela, comment s'étonner de rencontrer si souvent dans le monde, des médecins praticiens, qui au fur et à mesure que l'expérience mûrit leur jugement, se font une loi commode de ne jamais intervenir dans le traitement des maladies ; on les

entend se vanter de leur scepticisme comme d'un titre de gloire ;
on les voit, contemplateurs oisifs, vouer indistinctement tous
leurs malades, à la limonade, à la tisane de mauve, et au looch
du codex

Pitoyable dérision !

Ces médecins inertes ne sont point des créations imaginai-
res ; qui que vous soyez, vous en avez vu, connu, estimé,
chéri peut être, avec d'autant plus de raison qu'on en est venu
généralement, par le renversement de toutes les idées saines
en médecine, à honorer cette inertie comme le type de la
supériorité médicale.

Oui, la pratique de la médecine est rebutante trop souvent,
quand on en puise les principes dans la plupart de nos matières
médicales ; ces médecins désillusionnés ont mille fois raison
de le proclamer, mais ils n'en continuent pas moins, et c'est
là que je les trouve répréhensibles, à visiter avec empressement
leurs malades qui sollicitent des secours au lieu d'une froide
expectation. Au milieu d'eux je cherche l'homme de cœur, assez
honnête, assez désintéressé pour mettre sa conduite en
harmonie avec ses tristes convictions, je ne le trouve pas.

Je ne connais que Hahnemann, qui offre au monde ce spec-
tacle merveilleux d'un médecin qui aime mieux se taire, que
de tirer profit de conseils qu'il juge inutiles ou dangereux, et
qui s'expose à toutes les privations, plutôt que de compromettre
le repos de sa conscience.

Le jour même où il s'aperçoit qu'il marche dans l'obscurité ;
le jour même où il lui est clairement révélé qu'il en est réduit
à prescrire, d'après telle ou telle hypothèse sur les maladies,
des médicaments qui ne doivent qu'à l'arbitraire, leur place
dans la matière médicale, Hahnemann s'arrête tout court :
il lui répugne de traiter des états morbides inconnus par des
médicaments inconnus ; il s'indigne lui-même de la liberté
qu'une science fausse lui a donnée, de verser à pleines mains

dans l'homme , à titre de médicaments , sans que leurs effets propres aient été examinés, des substances très actives qui peuvent si facilement faire passer de la vie à la mort, ou produire des affections nouvelles et des maux chroniques, souvent plus difficiles à éloigner que la maladie primitive.

Ecoutons son langage ; il est aussi simple que le mobile de sa conduite est élevé : « Devenir le meurtrier ou le bourreau de mes frères, était pour moi une idée si affreuse et si accablante, que dans les premiers temps de mon mariage, je renonçai à la pratique pour ne pas m'exposer à nuire, et je m'occupai exclusivement de chimie et de travaux littéraires. »

Admirable simplicité ! « Le Saint, le Tout-Puissant vit et avec lui son éternelle et immuable justice ! » Sainte frayeur ! Et pas un mot du sacrifice que nul autre n'a jamais fait ! Pas un mot de cette haute position abandonnée ! Pas un mot du renoncement à cette brillante clientèle péniblement acquise, et qui était non seulement la satisfaction de ses besoins personnels, mais le pain de ses enfants. Pour ne pas s'exposer à nuire, il affronte la pauvreté ; ce n'est pas assez dire, il endure la misère en restant sourd à ses perfides suggestions.

Ah ! d'un homme pareil, aussi fortement trempé, tout devait être sérieux et tout l'était en effet ; tout méritait d'être pesé avec une grande considération, et c'est un crime que d'avoir prononcé contre lui un jugement précipité.

La précipitation est une mauvaise conseillère ; Hahnemann n'est point coupable de lui avoir rien sacrifié , et pourtant les premiers rayons de la lumière qui lui avait été révélée étaient si séduisants, qu'il lui eût été plus facile qu'à personne, et peut-être plus pardonnable, de se laisser éblouir ; mais non, du moment où il a cru trouver le moyen de guérir avec certitude, — 1790 — à la publication de son *Organon* — 1810 — VINGT ANS s'écoulent : VINGT ANS !

Sans doute, il avait préludé à ce grand travail de synthèse, par des publications importantes, qui tenaient en éveil autour de lui l'attention publique, et qui laissaient déjà entrevoir, la voie nouvelle par laquelle il préparait, à la thérapeutique, de plus éclatants triomphes ; mais c'est un mérite de plus que d'avoir su résister à un empressement, que le soin légitime de ses intérêts personnels aurait pu justifier, et nous sommes heureux et fiers de pouvoir dire, qu'il a mis *vingt ans* à préparer son enseignement, quand il en est un si grand nombre qui pour des travaux d'un jour, prétendent monter au Capitole.

Vingt ans d'étude, d'expériences, de recherches, de méditations, de la part d'un homme aussi éclairé que Hahnemann, et qui déjà occupait une position considérable dans le monde scientifique, sont pourtant quelque chose qui doive peser dans la balance, ou il faut désespérer à tout jamais de la justice en ce monde. Une œuvre de *vingt ans,* élaborée avec tant de soins, qui touche aux intérêts les plus chers de l'homme et de la société, mérite pourtant bien qu'on l'étudie à fond ; il vaut bien la peine qu'on répète les expériences sur lesquelles elle est fondée. Si les représentants de la science officielle, de la science qui a pour elle la puissance et le crédit, en ont jugé autrement, malheur à eux ! Ils ont prononcé un jugement coupable, parce qu'il a été sans examen préalable, sans preuves à l'appui ; ils ont publié avec profusion des pamphlets indignes, mais ils se sont abstenus de produire des faits bien avérés, et ils ont ainsi mis en péril leur propre autorité. Malheur à eux ! La ruine de leur influence est ainsi consommée ; mais qu'on veuille bien y réfléchir, malheur aussi à tous ceux qui devant une condamnation inique, baissent la tête ou se lavent les mains. C'est une protestation énergique que l'honneur réclame, et cette protestation je l'appelle de tous mes vœux.

§

Je crois avoir suffisamment démontré, combien l'origine de l'Homœopathie était respectable, par cela même qu'elle nous a été donnée par Hahnemann; mais je ne me dissimule point que tout le mérite du savant est à peine suffisant pour établir, en faveur de sa réforme, une présomption favorable. Il me reste à prouver que cette origine est encore plus recommandable, parce qu'elle découle des faits, exclusivement.

De tout temps on a voulu guérir, c'est incontestable; à Dieu ne plaise que pour grandir démesurément les proportions déjà si colossales de Hahnemann, je dénature en rien les intentions toujours louables, quoique toujours avortées, de ses prédécesseurs ; à Dieu ne plaise que je ne tienne aucun compte des efforts tentés durant des siècles, et par les plus belles intelligences qui aient honoré l'humanité ; efforts douloureux et souvent sublimes, qui tendaient vers le but, mais qui n'aboutissaient à aucun résultat heureux, parce qu'ils s'épuisaient dans de fâcheuses directions.

La raison de cette impuissance, la voici :

Pour réussir à guérir, il fallait avant tout arriver à la découverte des instruments de guérison, et pour que ces instruments pussent être réellement utiles sans danger, besoin était évidemment de connaître ce que chacun d'eux, en d'autres termes ce que chaque médicament, était apte à produire sur l'homme.

Or, jusqu'à Hahnemann, les effets des médicaments sur l'homme étaient ignorés complètement.

Première lacune, que le génie de Hahnemann a comblée par ses impérissables travaux d'expérimentation pure.

2

Avant lui, pour connaître les propriétés des agents médicamenteux, l'expérimentation sur l'homme malade était la plus haute expression du progrès. Eh ! qui ne voit tout d'abord que le terrain était mal choisi pour édifier rien de solide, qui pût élever à la connaissance des actions propres des médicaments. Au milieu des troubles nombreux occasionnés par l'état morbide, les symptômes médicamenteux se dessinent mal, et peuvent toujours être confondus avec les symptômes qui appartiennent en propre à la maladie. Cette source d'ailleurs a toujours été d'autant plus impure, que rarement on s'est borné à donner une seule substance à la fois, et que par le mélange de plusieurs d'entre elles, on s'interdisait d'avance de rien préciser de l'action de chacune d'elles.

Autre cause d'erreur ! On avait prétendu assigner des vertus thérapeutiques générales aux médicaments ; aussi la matière médicale était encombrée de *dissolvants*, *d'incisifs*, *de diurétiques*, *de sudorifiques*, *d'emménagogues* etc. etc., qui produisaient fort rarement, dans le corps humain, les effets correspondants à la vertu thérapeutique générale qui leur était attribuée dans les livres.

Ici, on faisait dériver les propriétés des substances, des qualités physiques qui les caractérisaient.

Les plantes étaient-elles amères au goût ? Par cela seul qu'elles étaient amères, on les réunissait en faisceau, et on leur accordait une seule et même propriété. Sous le titre d'*amers*, on entassait ainsi, dans le même chaos, des médicaments qui, au lieu d'être confondus, méritent dans la pratique d'être différenciés avec d'autant plus de soin, qu'ils affectent plus de nuances dans leur manière d'agir, etc., etc.

C'étaient tout autant d'assertions arbitraires et hasardées, qui ne pouvaient conduire qu'à une thérapeutique dérisoire.

Là, on croyait avoir édifié plus solidement parce qu'on avait posé ses assises sur le domaine de la chimie. De ce qu'on était arrivé à séparer les parties constituantes du corps médicamenteux, on avait eu la prétention de connaître les changements dynamiques que ces corps étaient susceptibles de produire sur l'homme. Erreur grossière et trois fois évidente. La chimie ne peut donner que des notions exactes sur la présence de tel ou tel principe matériel, dans tel ou tel corps de la nature ; son but unique est d'isoler ou de réunir les éléments chimiques des corps : Les médicaments n'existent pas pour elle à titre de médicaments, mais seulement à l'état de substances, et il n'est pas en son pouvoir de fournir, à leur égard, rien autre que des renseignements chimiques. Ce qu'il y a de nuisible ou de salutaire dans le médicament, échappe entièrement à la chimie; comment la chimie pourrait-elle donc nous éclairer sur un point aussi délicat !

En un mot, la chimie est souveraine dans ses cornues et dans ses récipients, mais elle est sans action sur l'homme vivant, et son application à l'étude des propriétés actives des médicaments, est une aberration que rien ne légitime en théorie, et qu'aucun résultat heureux ne justifie dans la pratique.

Telles étaient pourtant les trois sources auxquelles les hommes de l'art puisaient pour alimenter leur matière médicale.

« Temps perdu ! la matière médicale est toute à refaire. » (BORDEU).

« La matière médicale est encore une collection de conclusions trompeuses, d'annonces décevantes plutôt qu'une véritable science. » (BARBIER, *Traité de mat. méd.*, tom. I, p. 184).

« Enfin, est-ce qu'une main hardie ne nettoiera pas cette étable d'Augias ? » (STAHL.)

Cette main hardie, la Providence l'a enfin suscitée : c'est celle de Hahnemann. Mais pour mettre un terme à *toutes ces conclusions trompeuses, à toutes ces annonces décevantes*, où Hahnemann a-t-il puisé ? Dans son imagination ? Non assurément : Hahnemann répugnait trop à forger des théories, des systèmes, des explications, pour retomber dans les errements de ses devanciers : Il a eu recours exclusivement à l'observation et à l'expérience.

Il a d'abord posé ce principe : « *Quæ corpus merè nutriunt, alimenta.* » Ce qui sert uniquement à nourrir le corps de l'homme , est aliment. Sur le passé il y a déjà progrès. On n'avait pas encore établi suffisamment, la ligne de démarcation qui sépare l'aliment du médicament ; et la preuve, c'est que le plus grand nombre des médecins en est encore à tolérer dans le régime, comme insignifiante, ou à prescrire dans des affections graves, comme médicament énergique , la même substance, l'asperge, par exemple . Or l'asperge ne borne pas son action à nourrir le corps de l'homme, elle l'influence visiblement, donc elle n'est pas un aliment.

« *Quæ verò sanum hominis statum (vel parvà quantitate ingestâ) in ægrotum, ideò que et ægrotum in sanum mutare valent, medicamenta appelantur.* » Doivent être rangés sous la dénomination commune de médicaments, tous les agents de la nature, qui , même à petite dose , ont la puissance de changer l'état de santé en l'état de maladie, et réciproquement de transformer la maladie en l'état de santé.

Nous savons au moins à présent ce qu'il faut entendre par médicament. Mais pour connaître l'action des médicaments , pour savoir d'une manière positive, quelles modifications , quels changements véritables, les médicaments sont susceptibles de produire sur l'homme, qu'a fait Hahnemann ? Il a interrogé la vie de l'homme avec le médicament, et la vie lui a répondu ; seule réponse qu'il était important de connaître. Il s'est administré des médicaments, il en a donné à des hommes bien portants, il a recueilli, avec grand soin, tous les symptômes auxquels donnait lieu cette administration soutenue, et il a fondé ainsi, par une expérimentation directe, sa matière médicale, qu'il a appelée *pure*, pour désigner qu'elle contenait, exclusivement et sans mélange, le fruit de l'expérience. Matière médicale, puissante aujourd'hui et irréfutable ; chef-d'œuvre de courage, de patience, de résignation, qu'il est plus facile de tenir dans l'ombre que de savoir utiliser.

Les effets des médicaments sur l'homme sont donc enfin connus ; quel progrès ! Libre à nous en persévérant dans cette voie de l'expérimentation à l'état sain, de connaître tous les effets propres de chaque médicament. La voie est tracée ; par tout le bien qu'elle nous a valu, nous pouvons juger de ce que nous pouvons en attendre encore.

Mais, si avantageux qu'il puisse être de connaître les effets physiologiques des médicaments, ce n'est pas tout.

Reste à résoudre la seconde moitié du problème, et la portion la plus importante , pour donner à la thérapeutique une base fixe , invariable.

Les effets physiologiques étant donnés, quels effets curatifs ? En d'autres termes , quel rapport y a-t-il à établir entre les effets physiologiques des médicaments et les symptômes d'une maladie, pour que celle-ci disparaisse.

Ce rapport, Hahnemann l'a trouvé par l'observation et l'expérience.

Déjà, il lui avait été révélé, que le quinquina qu'il s'était administré, quand il se portait bien et en dehors de toute idée préconçue, produisait, à l'état sain, le phénomène si mystérieux de l'intermittence. Déjà, en prenant la nature sur le fait, il avait appris que de deux maladies survenues sur le même sujet et en même temps, la seconde effaçait la première, à la condition expresse qu'elle lui fût semblable ; tandis que deux maladies dissemblables pouvaient très bien, ou se succéder ou exister en même temps sur le même sujet. Déjà, par l'étude attentive et comparée des guérisons les plus authentiques dont les annales de la médecine ont conservé le souvenir, il avait été frappé de cette remarque, que les guérisons les plus rapides et les plus

durables, avaient été, de tout temps, celles obtenues par des
médicaments qui, sur l'homme bien portant, auraient produit
des phénomènes analogues aux phénomènes morbides dont
ils avaient amené la disparition. Ainsi, il savait que Sydenham,
Sauvages, etc., avaient guéri avec l'opium des fièvres sopo-
reuses, léthargiques ; que la rhubarbe, douée de propriétés
purgatives bien marquées , avait souvent triomphé de la
diarrhée ; que la sabine qui, comme chacun le sait, détermine
des hémorrhagies chez les femmes bien portantes, avait arrêté
des hémorrhagies utérines inquiétantes ; il avait lu Fernel
(*Thérap. lib. VI Cap. XX*) qui considérait l'exposition de la
partie brûlée au feu, comme le moyen le plus propre à faire
cesser la douleur ; il avait compilé dans la pratique des chirur-
giens, les faits comparatifs, qui démontraient la prééminence de
l'application, aux parties brûlées, de substances excitant par
elles-mêmes la sensation de chaleur et de brûlure. (J. BELL,
HEISTER, etc., etc.)

Tout cela lui était familier, et son érudition immense mettait
à sa disposition des faits analogues, oubliés peut-être, mais
constants, réels, soigneusement observés et reconnus vrais.
De ces faits nombreux et qu'il avait eu le mérite de réunir, il
pouvait à la rigueur conclure au rapport de similitude ; mais
non : il s'était promis de n'avoir d'autre point d'appui que
l'observation et l'expérience personnelle, et jusqu'au bout il a
tenu parole. Ces faits empruntés aux autres, il les appelle des
pressentiments homœopathiques, et il ne les cite que de peur
qu'on ne l'accuse d'avoir voulu s'arroger la priorité de l'idée.

C'est par la voie expérimentale qu'il était arrivé à connaître
les effets du médicament sur l'homme sain ; c'est encore par
la même voie, qu'il a réussi à démontrer que le médicament met
au grand jour les éléments de ses facultés curatives, par les
phénomènes morbides qu'il produit, et que c'est précisément
l'ensemble de ces phénomènes, qui annonce clairement quels

sont les cas morbides, à la guérison desquels on doit appliquer le médicament.

Les faits, rien que les faits ! Voilà sur quoi Hahnemann a fondé, et sa manière de voir et sa manière d'agir. Il a provoqué incessamment des faits nouveaux, en donnant à chacun le pouvoir de les reproduire à volonté. Ces faits nouveaux qui lui appartiennent, pour les rendre plus facilement admissibles par tout le monde, il les a consolidés, raffermis, en les rapprochant de faits antérieurs, irréfutables, universellement admis. Jamais réforme médicale ne se présenta en meilleure compagnie ; jamais nouveauté ne sortit plus directement des entrailles de l'antiquité ; jamais progrès ne se trouva en plus parfaite harmonie avec l'expérience des siècles ; jamais noblesse n'étala de plus brillants quartiers.

CHAPITRE III.

DES PRINCIPES DE L'HOMŒOPATHIE.

Sommaire. — Hahnemann s'est avant tout proposé de guérir. Après avoir reconnu l'insuffisance des méthodes antipathique et allopathique, il expérimente un rapport nouveau entre les symptômes de la maladie et les effets physiologiques des médicaments. C'est le rapport de similitude. Ce rapport de similitude est constamment reconnu efficace, d'où *similia similibus curantur.* La loi homœopathique explique seule les guérisons connues et obtenues par l'emploi direct d'un médicament. L'histoire thérapeutique de la belladone, depuis les temps les plus reculés jusqu'à nos jours, confirme la loi homœopathique. La loi homœopathique est le principe dominant de la doctrine de Hahnemann. Appuyée par l'expérimentation pure, rendue plus efficace par les doses infinitésimales, elle est toute l'Homœopathie. Les détracteurs les plus acharnés de l'Homœopathie n'ont pas écrit un mot sérieux contre la loi de similitude. Examen de quelques attaques produites contre Hahnemann, en dehors de sa thérapeutique.

L'Homœopathie est avant tout et de préférence à tout, la médecine pratique.

Hahnemann n'a élevé nulle part la prétention d'avoir travaillé à la constitution scientifique, doctrinale de la médecine.

Il ne faut ni s'en plaindre ni l'en blâmer, et dans tous les cas, on ne saurait avec justice lui demander raison de ce qu'il n'a pas fait. D'un côté, sa vie a été assez laborieuse et assez féconde pour échapper au reproche de ne pas avoir tout embrassé ; de l'autre, il nous l'a dit, sa préoccupation constante, son unique préoccupation a été de guérir. Eh ! pour un médecin

pouvait-il y avoir une préoccupation plus digne, plus honorable, qui méritât, à un plus haut degré, la reconnaissance des
générations futures.

« La première, l'unique vocation du médecin est de rendre
» la santé aux personnes malades; c'est ce qu'on appelle
» guérir.

» Sa mission n'est pas, comme l'ont cru tant de médecins,
» qui ont perdu leur temps et leurs forces à courir après la
» célébrité, de forger des systèmes en combinant ensemble
» des idées creuses et des hypothèses sur l'essence intime de
» la vie et la production des maladies dans l'intérieur invisible
» du corps, ou de chercher incessamment à expliquer les phé-
» nomènes morbides et leur cause prochaine, qui nous restera
» toujours cachée, en noyant le tout dans un fatras d'abstrac-
» tions inintelligibles, dont la pompe dogmatique en impose
» aux ignorants, tandis que les malades soupirent en vain
» après des secours. Nous avons assez de ces savantes rêveries
» qu'on appelle médecine *théorique*, et pour lesquelles on a
» même institué des chaires spéciales. Il est temps que tous
» ceux qui se disent médecins, cessent enfin de tromper les
» pauvres humains, par des paroles vides de sens, et qu'ils
» commencent à agir, c'est-à-dire à soulager et guérir réelle-
» ment les malades. » (HAHNEMANN, *Organon*, p. 1, traduc-
tion du D\u1d63 Jourdan).

Est-ce clair ! Soulager et guérir, voilà tout ce que veut
Hahnemann : voilà tout le problème qu'il s'est posé, le seul
dont il ait poursuivi la solution, sans relâche, toute sa vie.

A mon avis, cette première page de l'*Organon*, donne la clef
des renseignements qui vont suivre, et c'est faute de ne s'être pas
suffisamment pénétré de son esprit, que l'on ne fait pas aux travaux de Hahnemann l'accueil qui leur est dû, ni la part qu'ils
méritent.

Pour nous disposer à le mieux comprendre, plaçons-nous

dans les conditions morales où il était, ne songeons qu'à être utiles. Assistons à son découragement, prenons ses idées à leur origine, marchons avec elles, nous aurons ainsi moins de peine à en saisir le développement et à en apprécier les conséquences.

Je l'ai dit et je ne crains pas de le répéter, car ce que je veux avant tout, c'est de communiquer au lecteur mes impressions, Hahnemann arrivé au faîte des grandeurs que le médecin peut ambitionner légitimement, renonce tout à coup à l'exercice de la médecine. Pourquoi ? par scrupule de conscience : il a peur de nuire, il l'avoue avec simplicité de cœur, il ne se trouve pas suffisamment éclairé pour assumer sur sa tête la responsabilité de la vie des hommes. Tant de susceptibilité a lieu de surprendre, c'est vrai ; mais il faut en prendre son parti : Hahnemann a son cachet, il ne ressemble pas au reste des hommes, pas même au reste des médecins. — Sa raison ? la voici. Il lui répugne d'attaquer toujours des maladies inconnues ou très imparfaitement connues, par des médicaments dont les effets sont encore à connaître.

Un autre à sa place, abattu, découragé comme il était, aurait abandonné la voie. Lui, a persisté dans le travail, et grâces lui soient rendues ! Son découragement a été heureux, parce qu'il l'a lancé dans une voie nouvelle, et qu'il fallait sentir vivement comme lui tout ce qui manquait à l'art de guérir, pour aspirer à le trouver.

Il a commencé par vouloir connaître les effets des médicaments sur l'homme, et sous l'inspiration de Haller (1) il a expérimenté, sur lui-même, sur ses amis, sur son entourage, en

---

(1) Primùm in corpore sano medela tentanda est, sine peregrinà ullà miscellà, exigua illius dosis ingerenda et ad omnes, quœ indè contingunt affectiones, quis pulsus, quis color, quœ respiratio, quænam excretiones attendendum. Indè ad ductum phœnomenorum, in sano obviorum, transeas ad experimenta in corpore ægroto.

un mot sur l'homme bien portant, les substances réputées médicamenteuses.

Le succès répondit merveilleusement à son attente ; les effets physiologiques des médicaments se déroulèrent devant lui, d'une manière claire, précise, sans confusion et sans mélanges : Les premiers résultats de son expérimentation qu'il a publiés sous le nom de *Fragmenta de viribus médicamentorum positivis*, avant de faire sa gloire, le comblèrent de satisfaction.

Le voilà plus heureux! La première lacune qui l'avait choqué dans l'exercice de la médecine est comblée : Il connaît, ou il est sûrement en voie de connaître, les effets des médicaments.

Très bien : le terrain se raffermit sous ses pieds ; il y a gagné plus d'assurance, et maintenant il s'élèvera du connu à l'inconnu, en prenant toujours pour guides les deux maîtres qu'il s'est volontairement choisis, l'observation et l'expérience.

Les effets des médicaments sur l'homme sain lui étant connus, que fera-t-il pour les utiliser ? Comment s'y prendra-t-il pour les faire contribuer au soulagement et à la guérison des maladies, le seul objet de son ambition, ne l'oublions pas ? Ira-t-il, chez l'homme malade, frapper à tort et à travers sur les parties du corps que la maladie a ménagées? Mais cette méthode, dans laquelle on administre des remèdes produisant des symptômes absolument hétérogènes, sans rapports directs avec l'état du malade, il la connaît aussi bien que celle qui consiste à combattre les symptômes des maladies par les symptômes opposés ; la première, il la désigne sous le nom de méthode allopathique, *allopathie*, la seconde, il l'appelle méthode antipathique.

Ces deux méthodes, il les a vues à l'œuvre ; il sait parfaitement à quoi s'en tenir sur leur compte ; il les a trouvées déplorables, puisque c'est pour leur échapper qu'il a pris le parti extrême de renoncer à la pratique de la médecine. Il ne lui reste donc plus qu'à essayer du rapport homœopathique, du rapport de similitude, entre les symptômes de la maladie et les effets physiologiques du médicament.

La voie est nouvelle, elle est hérissée de difficultés ; mais il s'y engage résolument avec l'espérance d'atteindre son but favori : soulager et guérir.

Une fois, cent fois, mille fois, pendant vingt ans , de 1790 à 1810, il interroge les faits, et enfin, sur une réponse constamment favorable, il formule sa loi :

« La maladie ne peut être guérie d'une manière certaine, radicale, rapide et durable, qu'au moyen d'un médicament, capable de provoquer, chez un homme sain, l'ensemble des symptômes le plus semblable à la totalité des siens.» (*Organon*, § 27.) *Similia similibus curantur*.

Tandis qu'il expérimentait la médication homœopathique, la prudence l'obligea, tout d'abord, à être très réservé sur la quantité du médicament à administrer ; car le médicament de son choix devant agir dans le sens de la maladie, il est évident que, par des doses trop fortes, il eût compromis la vie de ses malades : il fractionna donc par nécessité, dès le début, et puis par l'expérience, par l'autorité irrécusable du fait expérimental, il arriva aux doses infinitésimales, qui constituent à leur tour une découverte nouvelle et une précieuse découverte, dont nous nous occuperons plus tard.

Nous connaissons à présent la marche suivie par Hahnemann, son point de départ, son point d'arrivée ; concluons :

Expérimentation des médicaments sur l'homme bien portant.

Loi de similitude.

Doses infinitésimales.

Voilà le trépied sur lequel repose l'Homœopathie , voilà l'Homœopathie tout entière.

Qu'on veuille ou l'attaquer ou la défendre, c'est là qu'il faut venir la chercher ; elle est là et non ailleurs.

Avant d'aller plus loin, pesons séparément chacune de ces

conquêtes : elles sont toutes trois précieuses à nos yeux, mais d'une valeur inégale.

La première de toutes, l'expérimentation pure, est une mine féconde, de laquelle Hahnemann a le mérite d'avoir arraché, le premier, des trésors inestimables, et cela par une persévérance sans exemple qui n'a eu de terme que sa mort, par un talent d'observation que personne n'a encore égalé.

Les doses infinitésimales constituent des agens nouveaux, dont à la rigueur on pourrait se passer, tout en restant fidèle à la médication homœopathique.

Reste la loi de similitude, qui mérite d'être plus particulièrement distinguée, et qui est la gloire de Hahnemann comme elle est, en vérité, le fondement le plus assuré de la médecine pratique, de la médecine qui veut sérieusement et toujours soulager et guérir.

§

Cette loi est vraie : l'expérience des siècles passés, l'expérience des temps modernes, la confirment également.

Aujourd'hui que l'école de Hahnemann, met à la disposition de chacun, un certain nombre, un grand nombre de substances médicamenteuses, connues dans les symptômes qu'elles sont aptes à produire sur l'homme bien portant, rien n'est plus aisé que de choisir à son gré, tel ou tel médicament parmi les mieux étudiés, de l'appliquer à un état maladif le plus semblable à celui qu'il est capable de produire, et de constater par soi-même, de voir de ses yeux, ce qui résultera de cette application.

Si l'effet est nul, la médication homœopathique sera néant, d'accord ; mais si la guérison s'ensuit, tout le monde sera obligé de convenir de l'efficacité de la loi.

Vienne vite ce moment décisif! les médecins homœopathes l'appellent de tous leurs vœux ; mais au grand jour, sur un terrain libre d'entraves, où l'illusion ne puisse tromper personne, mais où personne aussi ne puisse escamoter le succès, au profit de ceux qui ont intérêt à le nier.

Nous affirmons, nous, tous les jours, de la manière la plus positive, que tout médicament qui a la faculté de nuire, est précisément, par cela même, apte à guérir l'analogue du mal qu'il produit. De notre affirmation nous donnons avec abondance, avec profusion, les preuves les plus convaincantes ; mais on s'obstine à ne pas regarder à nos faits, à nos pièces de conviction ; notre parole, ou on la dédaigne ou on ne l'écoute guère, et si malgré soi on l'entend, on la passe sous silence.

Que faire dans cette étrange et douloureuse position ? Nous affirmons dans le vide, et à nos affirmations, des adversaires impitoyables n'opposent jamais que des dénégations sans preuves, sans clinique : les faits que nous mettons en avant on les nie ; avant de les examiner on les déclare faux et mensongers, et ainsi notre voix se fatigue, notre expérience se consume, sans jeter parmi les médecins, comme ce devrait être sa mission, de profondes racines. Que faire ?

Puisque au mépris de toute justice, nos témoignages sont récusés, appelons-en au témoignage des autres. Puisque les faits qui se passent entre nos mains sont privés de toute autorité, parce que nous avons pris la peine de les présenter nous-mêmes, allons jusque dans le camp ennemi chercher des munitions pour nous défendre ; interrogeons l'histoire médicale de tous les temps, puisons dans la pratique de ceux-là même qui persistent à nous faire la guerre, et par ces faits, prouvons une fois de plus que nous avons raison.

C'est ce que nous avons fait bien des fois, c'est encore ce que nous allons faire.

§

Il ne m'en a rien coûté d'avouer que de tout temps les médecins avaient voulu guérir : ceci témoigne au moins de mon impartialité et de mon esprit de conciliation; je demande qu'il m'en soit tenu compte. J'ajoute de plus que de tout temps les médecins ont quelquefois guéri.

Oui, en fouillant avec soin dans les archives de la médecine, on y trouve çà et là des faits de guérisons authentiques, obtenues directement à l'aide de quelques médicaments. Ces guérisons ont toujours été dues au hasard ; triste vérité pour l'honneur des médecins, mais elles n'en sont pas moins positives, et comme telles elles sont bien dignes de vivre éternellement dans la mémoire des médecins.

Puisque ces guérisons sont vraies, et personne ne le conteste parce que ce n'est pas nous qui les avons proclamées, il importe de savoir en faveur de qui elles déposent, de nous ou de nos détracteurs ?

Elles déposent en notre faveur ; elles confirment toutes la loi homœopatique, et c'est pourquoi je répète, sans me lasser, que l'expérience des siècles est la première assise de l'Homœopathie.

Comment prouver que ces guérisons sont homœopathiques? Par un moyen bien simple : en demandant à l'expérimentation pure de nous révéler les effets que sont susceptibles de produire, sur l'homme sain, ces mêmes médicaments qui ont opéré ces guérisons. On aura ainsi tout à la fois, leurs effets physiologiques et leurs effets curatifs; il ne s'agira plus que de comparer et la comparaison parlera d'elle-même.

Dès aujourd'hui nous pouvons nous prononcer sur un grand nombre de médicaments, car l'étude de ces médicaments est

chose faite, et toujours on arrive à la preuve de l'homœopathicité de ces médicaments, dans les cas où ils furent avantageux.
Ces médicaments ont guéri, oui, mais ils ont guéri parce qu'ils
avaient (et l'on ne s'en doutait guère) la faculté de provoquer
précisément, l'analogue de ce qu'ils ont guéri.

La démonstration est péremptoire, pour quiconque veut
prendre la peine de vérifier le fait, et pour mon compte, j'a-
voue que je me suis donné cette satisfaction. J'ai recherché
avec le plus grand soin, dans l'histoire de la thérapeutique, toutes les guérisons que l'autorité des juges les plus compétents
a maintenues hors de toutes contestations, et j'affirme n'avoir
jamais trouvé que des guérisons homœopathiques.

Depuis près de trente ans, je cherche une exception à la
règle et je n'en ai pas trouvé, tandis que la règle m'a été
constamment confirmée.

Exemple : « A Athènes un homme fut pris du choléra, il
rendait par haut et par bas, il souffrait, ni le vomissement ni
les selles ne pouvaient être arrêtés — la voix s'était éteinte,
les yeux étaient ternes et caves — ce malade but de l'ellébore — il échappa.» (*Œuvres complètes d'Hippocrate*, trad. par
M. Littré, tom. V, p. 211.)

Cette guérison, la seule peut-être qui ait été mentionnée
dans les volumineux écrits d'Hippocrate, est une guérison homœopathique. L'ellébore n'est pas autre chose que le *vera-*
trum, et les succès du *veratrum* dans le choléra ont suffisamment retenti dans le monde, pour que chacun sache, à n'en
plus douter jamais, quel admirable parti notre école a su en tirer, par le conseil de Hahnemann. L'efficacité du *veratrum*, ap-
pliqué dans le choléra par le principe des semblables, suffirait
à elle seule, pour porter la conviction qui nous anime dans l'esprit de tous les incrédules, si les incrédules n'étaient pas plutôt
des aveugles volontaires, qui ont la lumière devant eux et qui
se refusent à la voir.

HUXHAM (*Opera,* tom. I, p. 172. tom. II, p. 84) a guéri avec le camphre, des fièvres nerveuses avec refroidissement du corps, sensibilité émoussée, forces considérablement diminuées » Guérison homœopathique ! Le camphre produit toujours à l'état sain et dans ses effets primitifs, un état semblable à celui qui est ici énoncé et contre lequel il s'est montré salutaire.

La suette anglaise, qui se montra pour la première fois en 1485, et qui, plus meurtrière que la peste elle-même, enlevait d'abord, au témoignage de Willis, quatre-vingt-dix-neuf malades sur cent, ne put être domptée qu'au moment où l'on apprit à donner des sudorifiques aux malades. Depuis cette époque il y eut peu de personnes qui en moururent. Sennert en fait la remarque (*De Febribus,* cap. XV.) J'ajoute à l'appui, que j'ai eu moi-même l'occasion de traiter la suette épidémique, et que le sureau s'est constamment montré très efficace dans le cours du traitement ; or, qui ne connaît les effets du sureau. Il n'est personne qui ne le proclame un puissant sudorifique.

Galien estimait particulièrement la bryone, dans le traitement de la pleuropneumonie avec douleur d'élancement dans les côtés de la poitrine, et du sang dans les crachats. Voyez les observations recueillies à l'hôpital Ste-Marguerite. (1) Les malades n'y reçurent la bryone, qu'en raison de la similitude de leur état maladif, avec les effets, bien connus aujourd'hui, de la bryone sur l'homme bien portant, et la bryone a donné les plus merveilleux résultats.

Barras dans son volumineux ouvrage (*Traité sur les Gastralgies etc.* Paris 1829) rapporte des guérisons par la noix vomique. Qu'on veuille bien jeter les yeux sur les troubles digestifs, si nombreux et si variés, que la noix vomique occasionne sur l'homme sain, et l'on ne sera plus étonné des guérisons offertes

---

(1) *Recherches cliniques sur le traitement de la pneumonie etc.* par J. P. Tessier. Paris 1850.

en exemple par Barras. Seulement on saura aujourd'hui pourquoi la noix vomique a guéri, ce que Barras ne savait pas.

Le docteur Munaret, auteur du livre le *Médecin des Villes et des Campagnes*, écrit avec esprit et accueilli par une certaine vogue au moment de son apparition, s'est un jour vanté, dans une lettre à M. le président de l'Académie de médecine de Paris « d'avoir substitué bien des fois, et avec un succès *encourageant* (le mot est joli, mais nous attendons la suite de cet encouragement) des granules d'aconitine à une émission sanguine, dans le cas de pléthore, de congestion sur un organe, de point pleurétique, et au début d'un rhumatisme articulaire aigu » d'avoir réussi à « combattre certaines constipations opiniâtres avec des granules de strychnine ; d'avoir enlevé, avec ce même médicament, une paralysie du bras droit qui avait déjà résisté à l'électricité, aux douches, aux frictions et aux vésicatoires » d'avoir eu le bonheur de « délivrer une femme et trois autres personnes, d'accès de fièvre nerveuse, à l'aide d'un granule d'acide arsénieux pris à jeun, pendant une durée de trois à sept jours. »

Tout ce qu'a dit M. le D\u02b3 Munaret est vrai, incontestablement vrai ; personne n'a le droit d'en douter et je suis le premier à accepter de grand cœur la parole de mon estimable confrère ; seulement une petite digression à son sujet me paraît être nécessaire, et des développements qui vont suivre, j'espère faire ressortir, qu'entre les mains de ceux même qui ne veulent pas la saisir au passage, l'Homœopathie marche et qu'elle n'a pas besoin de son étiquette pour opérer des prodiges dans la forme et dans le fond.

En écrivant ces pages, qu'a voulu prouver M. le D\u02b3 Munaret ? L'excellence des granules préparés par M. Pelletier. Oh ! dans ces récits de guérisons merveilleuses, et précieuses d'autant plus, que plusieurs médications s'étaient déjà montrées insuffisantes, il y a plus que la fortune d'un pharmacien, il y a la confirmation écrite de l'Homœopathie tout entière.

L'aconitine a pris heureusement la place des émissions sanguines; la strychnine a guéri des constipations opiniâtres ; l'acide arsénieux a dissipé des fièvres nerveuses ; je le crois et avec d'autant plus de raison, que ces guérisons-là se répètent tous les jours, dans la pratique des médecins de notre école. Mais ce que ne dit pas M. le Dr Munaret, et ce qu'il aurait dû dire, c'est que ces trois médicaments avaient été, volontairement ou non, opposés à des états morbides, semblables à des états morbides qu'ils sont capables de produire, comme le prouve leur pathogénésie acquise. Or, ils ont guéri, vous le dites vous-même, donc le rapport de similitude est bon à quelque chose; donc l'Homœopathie est vraie; donc entre les mains de tous s'opèrent des guérisons homœopathiques.

Il a fallu, chez M. le Dr Munaret, une préoccupation bien singulière, pour ne pas voir, dans ces faits, ce qu'ils contenaient si clairement : l'Homœopathie dans ses principes, l'Homœopathie dans ses petites doses.

Cette communication à M. le président de l'académie de médecine de Paris, fut reçue dans le temps avec égard, et peut-être avec sympathie. En eût-il été ainsi si ces guérisons avaient été appelées de leur véritable nom, c'est-à-dire guérisons homœopathiques. Nous avons malheureusement de bonnes raisons pour croire le contraire, ce qui prouve une fois de plus, (et c'est là la moralité de l'épisode), qu'en écrivant à un président d'académie, il est sage et prudent, pour se faire écouter, de ne lui dire que ce qu'il sait ou à peu près.

Avoir ouvertement raison contre de plus forts que soi, c'est dangereux ; nous l'avons appris à nos dépens.

§

Je n'en finirais pas, si je voulais citer tous les auteurs qui, malgré eux, rapportent dans leurs écrits des guérisons homœopathiques ; si je voulais énumérer tous les faits qui viennent à l'appui de cette affirmation capitale, que j'articule de nouveau, afin que l'on comprenne bien toute l'importance que j'y attache.

Tous les faits heureux de la pratique médicale, n'importe où ils se trouvent, toutes les guérisons obtenues par l'action directe d'un ou de plusieurs médicaments donnés isolément, confirment l'action et l'action bienfaisante de la loi homœopathique.

Encore une preuve :

La belladone est un des médicaments les plus anciennement employés en médecine ; grand nombre de praticiens éminents se sont souvent épris d'amour pour elle ; ils l'ont expérimentée dans tous les sens, et avec juste raison, on peut signaler cette substance, comme l'une des plus précieuses ressources de la thérapeutique ordinaire.

Or, examinons tous les cas morbides dans lesquels la belladone s'est montrée efficace, et demandons-nous, pour notre instruction, si, une seule fois, la belladone a soulagé ou guéri, sans que l'expérimentation pure nous en fournisse la raison.

La liste des services rendus par la belladone sera peut-être longue, mais je n'en retrancherai presque rien ; la conclusion n'en aura que plus d'autorité.

Maladies des Yeux. « Parmi les remèdes employés pour combattre l'iritis, un de ceux auxquels la plupart des ophthalmologistes accordent une grande efficacité, c'est la belladone. » (TROUSSEAU ET PIDOUX, tom. II, p. 70. *iritis, choroïdite, rétinite,* *hypopion).* « Je ne connais pas de remède plus salutaire et plus prompt que la belladone.» (ROGNETTA, *Traité d'ophthalmologie* p. 241; *ambliopie, amaurcse, hémiopie.*) « Si le fond de ces maladies est de nature hypersthénique, la belladone peut rendre de véritables services » (*Id.* p. 243, LEFRANC, *Revue médicale,* 1826, tom. I, p. 384, tom I, p. 17), etc., etc.

Névralgies. — « La belladone a été souvent employée dans le traitement des névralgies ; ce moyen réussit évidemment. » (TROUSSEAU et PIDOUX, tom. II, p. 61.) « Le docteur Henri rapporte avoir calmé, puis guéri deux malades affectés de tics douloureux et rebelles de la face ; il n'y eut pas de récidive. » (*Lond. Med. juin 1825.*) « W. Chevalier et Will assurent que la belladone est le plus puissant sédatif qu'on puisse employer contre le tic douloureux. » (MÉRAT et DE LENS, tom. I, p. 493.) etc., etc.

Coqueluche. — (*Journ. d'Hufeland.* tom. VI, pag. 285 ; *Gazette médico-chirurgicale de Saltzbourg* , tom. IV, 1810; *Dict. des sc. méd.* tom. III, p. 74 ; MÉGLIN, BRETONNEAU, etc.)

Colique de Plomb. — (Docteur MALHERBE de Nantes, 1850 ; *Jour. de méd. et de chir.* rédigé par M. Malgaigne.)

Colique Nerveuse des pays chauds. — (Dʳ FONSSAGRIVES. *Arch. génér. de méd.* octobre 1852.

Rhumatisme, Goutte. — MUNCH et ZIÉGLER, LEBRETON, TROUSSEAU, etc.)

Hydrophobie.— (MURRAY, *App. méd.* tom. I, p. 639 ; (*Journal d'Hufeland*), *Mém. de la Soc. roy. de méd.* 1783, 2ᵐᵉ partie, p. 115.; *de Bellad. efficaci in rabie caninà remedio.* 1780, GOTINGŒ.)

Epilepsie. — (GREDING, MURRAY, LEURET, RICORD, *Gaz. méd.* 1838 , nº 12; BRETONNEAU , TROUSSEAU, Dʳ ALLEMAND *Ann. clin.* de Montpellier, tom. XIV, p. 47.)

Convulsions.— « Nous avons eu souvent à nous louer de la belladone dans le traitement des maladies convulsives, mais surtout dans celui de l'éclampsie des enfants et des femmes en couche. » (TROUSSEAU.)

Tétanos. — LENOIR.

Paraplégies . — BRETONNEAU.

Incontinence nocturne de l'urine chez les enfants. — (BRETONNEAU, TROUSSEAU, etc.)

Pollutions nocturnes.— (HEURTIN, *Arch, mars.* 1859.)

Gastralgie, Entéralgie. — (BRETONNEAU, TROUSSEAU, etc.

Constipation. — « Il est remarquable que certaines repsonnes dont les entrailles ne peuvent être émues que par les purgatifs les plus énergiques, sont sollicitées à aller chaque jour à la garde-robe par les doses de belladone les plus minimes. » (TROUSSEAU et PIDOUX, p. 69, tom. II.)

Folie. — (MURRAY, TROUSSEAU et PIDOUX, 69.)

Constriction de l'urètre spasmodique ou inflammatoire. — (*Bull. des sc. méd.* tom. I, p. 362.)

Dysménorrhée des jeunes filles ou des femmes arrivées déjà à l'âge mûr. **Douleurs utérines.** — (BRETONNEAU , TROUSSEAU et PIDOUX, etc., etc.)

Paraphymosis. — (Dr MAZADE D'ANDUZE. *Bull. de thérap.* tom. VII. 1834.)

Vomissements pendant la grossesse. —(BRETONNEAU et CAZEAUX.

Hémoptysie. — (SCHRŒDER).

Scarlatine. —Les documents sur l'efficacité de la belladone sont nombreux, et ils ont été réunis par Hufeland, dans unouvrage écrit en allemand ; Berlin, 1826. « L'idée de la vertu préservative de la belladone contre la scarlatine, appartient à Hahnemann » (TROUSSEAU et PIDOUX, tom. II, p. 78).
« En 1820 une très-forte épidémie de scarlatine s'étant manifestée à Gaterslob, aucun enfant ayant pris l'extrait de belladone n'en fut attaqué (*Revue médicale* X. p. 233. — Hufeland a recueilli treize rapports de divers médecins allemands

qui ont confirmé son opinion sur l'efficacité préservative de la
belladone dans la scarlatine. » (MÉRAT et DE LENS, t. I, p. 495.)
« M. Herslile, médecin à Metz, a vu douze enfants préservés,
par la belladone, de la scarlatine qui en attaqua deux cent six
au milieu desquels ils vivaient. » (*Bull. de la Soc. d'émul.*, avril
1823, p. 201.) « Il résulte des recherches du Dr Wagner
sur l'ensemble des épidémies où on a administré la belladone, comparées à celles où on ne l'a pas employée, que,
dans les premières, on perd tout au plus un enfant sur seize,
tandis qu'il en meurt un sur trois dans ces dernières. » (*Jour.
de prog. de sc. méd.*, 1, p. 242.) « Des villages entiers se pré-
servent, en Allemagne, en prenant la belladone, lorsque les
habitants savent qu'elle existe dans un village voisin. » (MÉ-
RAT et DE LENS., 1. p. 496.)

Le mérite de tous ces faits revient à Hahnemann, parce
qu'il est constant que c'est à lui et à lui seul, que la science
est redevable de connaître tous les services que peut rendre la
belladone, pour préserver de la fièvre scarlatine et pour la
guérir ; certes, après ces citations dont pas une n'est susceptible d'être atténuée, sous prétexte qu'elle ait été fournie par
des médecins homœopathes, on se sent fier d'être le disciple
d'un tel maître ; on est heureux de tous ces titres, qui devraient
être plus que suffisants, pour faire monter jusques à la mémoire
de Hahnemann, l'expression chaleureuse d'une reconnaissance
universelle ; mais nos impressions ne sont pas les mêmes partout, et par opposition, il m'a paru curieux de reproduire les
termes dans lesquels l'efficacité préservative de la belladone
est enseignée dans nos écoles.
Voir le *Traité de thérapeutique et de matière médicale*, par
M. Trousseau, professeur de clinique à la faculté de médecine
de Paris, etc., etc, 7e édition, corrigée et augmentée. Paris
1862, tom II, p. 78.

« Il nous reste à parler de la propriété remarquable *qu'aurait* la belladone de préserver de la scarlatine. Hufeland est celui qui a le plus contribué à accréditer *cette idée* qui, d'ailleurs, appartient à Hahnemann ; il *affirme* qu'en administrant la belladone aux personnes soumises à la contagion de la scarlatine, elles ne la contractent pas dans le moment. Les journaux allemands fourmillent de faits qui *semblent* confirmer cette *singulière idée*. Quelqu'*imposantes* que soient les autorités qui *vantent* la vertu prophylactique de la belladone, dans le cas qui nous occupe, nous avouerons que *nous ne pouvons que rester dans le doute*, attendu que nous ne savons jusqu'à quel point les praticiens, dont nous *récusons* ici presque entièrement les conclusions, avaient justement apprécié tous les effets des influences épidémiques »

En mille endroits on a pillé Hahnemann et, sans le dire, on s'est paré de ses dépouilles ; ici du moins il y a progrès, on lui laisse son bien ; on n'a pas le courage de biffer son nom à côté des services rendus ; mais il est vrai de dire, que par de grands mots et de grands airs, on efface tous les services pour leur substituer une idée, et encore une idée singulière. Quelle dérision ! Singularité bien originale en effet que celle qui se traduit par des milliers de victimes arrachées à la mort. L'*idée* appartient à Hahnemann, pourquoi donc Hufeland est-il mis en relief, et le nom de Hahnemann rejeté au second plan ? C'est une injustice, et c'est aussi la preuve qu'on n'est pas bien sûr que *l'idée* soit fausse. Dans le doute, on n'est pas fâché d'insinuer que celui qui a le plus accrédité cette idée était autre que Hahnemann ; c'est autant de pris sur lui. *Nous ne pouvons que rester dans le doute*. Et pourquoi ? Qui donc a mission de trancher les questions de thérapeutique, si ce n'est le professeur de clinique de la faculté de Paris et l'auteur du traité le plus classique de thérapeutique et de matière médicale ? Ce doute est un crime : Il fallait vérifier, s'éclairer, et du haut de cette chaire instituée pour apprendre à guérir, il fallait ne laisser tomber, sur cette jeunesse avide d'apprendre, qu'une opinion faite et mûrie par l'observation et l'expérience. Les occasions n'ont pas dû manquer au professeur, qui est prôné par la faveur publique, comme l'expression la plus haute de la médecine des enfants. Dans une question de vie ou de mort, professer ainsi l'indifférence et l'inculquer à ses élèves, ce n'est ni beau, ni honorable ; c'est le triste complément de cet injuste dédain que l'on affecte pour Hahnemann et pour ses disciples qu'on s'efforce de rabaisser toujours, dans toutes les occasions. Il y aurait mieux à faire, ce serait de se montrer plus fidèle aux règles les plus élémentaires de la logique. *Les journaux allemands four-millent de faits; les autorités qui vantent la vertu prophylactique de la belladone sont* IMPOSANTES, *et sans preuves à l'appui, on récuse presque entièrement les conclusions.* C'est à n'y plus rien comprendre. On dirait que la logique n'a été faite que pour les âmes vulgaires ; et du même coup on offense la logique et on foule aux pieds les droits plus imprescriptibles encore de l'humanité. Parce qu'il plaît à monsieur le professeur de ne pas savoir *jusqu'à quel point les praticiens ont justement apprécié tous les effets des influences épidémiques*, vienne à Paris ou ailleurs la fièvre scarlatine épidémique, et les enfants mourront dans la proportion de un sur trois, quand il pourrait se faire qu'il n'en mourût qu'un sur seize !

Ah ! qu'on ne s'étonne plus de voir Hahnemann méconnu, conspué ! Lui n'a voulu toute sa vie que soulager et guérir ; nul ne le comprendra ni ne marchera sur ses traces, s'il ne commence par sympathiser avec lui.

Mais revenons à la belladone.

Je terminerai son historique par la plus belle guérison qu'elle ait peut-être jamais opérée.

Cette guérison a été obtenue à Marseille, par le Dr Ducros, mon compatriote. Elle a paru pour la première fois dans le

Rapport des travaux de l'Académie de Marseille, 1827 , et elle a eu l'honneur d'être reproduite par Mérat et de Lens. tom. I, p. 496 et par M. Bayle, dans *la Bibliothèque de Thérapeutique*, tome II, p. 444.

« *Fièvre pernicieuse céphalalgique, ayant résisté au sulfate de quinine, guérie par la belladone.* Dans une fièvre intermittente pernicieuse céphalalgique, avec délire et douleur atroce à la région frontale, les premiers accès avaient été plutôt exaspérés qu'affaiblis par le sulfate de quinine ; le quatrième accès fut prévenu par l'emploi de la belladone et le malade fut bientôt rétabli ; mais il s'exposa à l'influence des effluves marécageux des bords du Rhône, la fièvre reparut et fut guérie par l'extrait de belladone. »

Tous ces faits appartiennent historiquement au passé ; mais si ancienne que soit la date de leur inscription aux archives de la thérapeutique , la loi homœopathique qui est encore plus vieille qu'eux les réclame tous sans exception, et elle a raison. Ils lui appartiennent comme les enfants appartiennent à la mère, par voie de génération.

La loi homœopathique seule rend compte de ces guérisons, elle motive leur accomplissement, elle donne leur raison d'être, et de plus, elle leur fournit les moyens de les reproduire aussi souvent que les mêmes cas morbides se représenteront dans la pratique. Les médecins au contraire qui ferment les yeux à la lumière, restent devant ces guérisons, muets, interdits et impuissants à les renouveler autant de fois que le besoin s'en fera sentir. La raison en est bien simple et toute naturelle. Pour être à même de renouveler à volonté une guérison quelconque, il faut savoir le principe en vertu duquel s'est opérée cette guérison. Or, si le principe est ignoré, comment pourra-t-on l'appliquer, et retirer le fruit qui ne découle que d'une application juste et minutieusement exacte de ce même principe.

On a pu guérir sans connaître la loi de similitude ; on n'a jamais guéri sans l'avoir appliquée.

Ces guérisons que j'ai citées, et d'autres analogues, sont alors dues à des inspirations heureuses, comme tout praticien peut en avoir dans un moment donné ; mais l'inspiratio n n'est pas la science, elle n'a pas de lendemain. L'inspiration peut faire défaut, la science jamais.

Avec l'inspiration, on est heureux un jour, malheureux le lendemain ; et la thérapeutique sans loi, sans axiome, sans vérité-principe, telle qu'elle a été jusqu'à ce jour avant Hahnemann, ne peut mettre personne à l'abri de tâtonnements douloureux et incessants.

Je ne dis que la vérité et je la dis tout bas, ce qui n'empêche pas que j'entends crier à la calomnie et que plusieurs croiront me confondre avec ce nom, l'expérience ! L'expérience !

Ne confondons pas expérience avec longueur de temps. L'une est précieuse, parce qu'elle représente l'habileté consommée, l'autre est du temps perdu : rien de plus.

Un homme a dans la main des instruments dont il a appris à connaître la portée et le mode d'action ; il dirige ses coups d'après des règles fixes, invariables, déterminées par l'observation, qui d'avance a prouvé que ces règles conduisaient à des résultats certains. Ah ! qu'on me vante l'expérience de cet homme, je le veux bien ; il est un joûteur habile, il y voir clair, il frappe à coup sûr, je mets en lui toute ma confiance et je m'abandonne, sans hésiter, à sa direction, persuadé que s'il est quelqu'un au monde qui puisse me sauver d'un mauvais pas, c'est lui. Mais un homme a frappé, frappé beaucoup avec des armes qu'il ne connaît pas, pas mieux le dernier jour de sa vie que le premier ; longtemps, longtemps il a porté dans l'ombre des coups mal assurés ; celui-là peut être un homme hardi, téméraire, mais expérimenté, non. L'expérience c'est la lumière, et la lumière ne lui est pas venue ; il tâtonne à la fin comme au commencement ; il a frappé juste une fois sur 10, sur 20, sur 100 — Je ne lui en veux pas, sa bonne volonté est irréprochable, il ne pouvait mieux faire, dans l'ignorance où il était des conditions à remplir pour atteindre son but, mais il n'en est pas moins vrai que j'ai d'excellentes raisons pour n'avoir en lui qu'une confiance médiocre, et que c'est étrangement abuser des mots, que d'accorder à cet homme le mérite de l'expérience.

Pourquoi la belladone a-t-elle guéri des névralgies ? La science officielle me répond : parce qu'elle exerce une action stupéfiante ; mais cette action est si peu stupéfiante de la douleur, qu'elle échoue le plus ordinairement contre la névralgie sciatique, pour se reproduire presque uniquement dans les névralgies sus-orbitaires. Pourquoi guérit-elle certaines constipations, certaines constrictions spasmodiques ou inflammatoires de l'urètre, du rectum etc. ? Parce qu'elle est relâchante ; mais elle est aussi resserrante dans l'incontinence nocturne de l'urine des enfants. Pourquoi s'est-elle montré efficace contre certaines formes d'épilepsie, de maladies convulsives ? Parce qu'elle est anti-spasmodique. Pourquoi la colique de plomb a-t-elle trouvé dans la belladone son spécifique ? Parce que la belladone *est avec la jusquiame dans une identité d'action* (TROUSSEAU). Pourquoi certaines coqueluches résistent-elles tandis que d'autres sont guéries etc. etc.? Pourquoi la belladone a-t-elle coupé court à cette fièvre pernicieuse céphalalgique? Parce qu'elle est un succédané du quinquina. — Mais tout cela est faux et je défie bien, n'importe qui, fût-il professeur depuis 20 ans, de pouvoir bâtir rien de solide sur des assises aussi mouvantes, de pouvoir jamais manier, avec certitude et sans dangers, des médicaments sur lesquels on n'a que des données aussi vagues, aussi puériles, aussi mensongères.

Vingt-trois états morbides de noms différents ont été guéris par la belladone. Le fait est certain ; nous en avons pour garant la parole des hommes les plus autorisés. Vingt-trois fois l'expérimentation pure, patiemment interrogée, nous donne la raison de l'action curative de la belladone, en nous enseignant qu'il n'est aucun de ces tableaux de symptômes qui ne trouve son semblable dans les effets physiologiques de la belladone.

Pour donner à chacun la facilité de vérifier l'exactitude de ce que j'avance en ce moment, je vais indiquer, le plus sommairement possible, à côté des individualités morbides que nous savons avoir été guéries, le chiffre des symptômes de la belladone, consignés dans la matière médicale pure de Hahnemann: Symptômes qui non seulement expliquent la guérison, mais qui dans des cas analogues commandent impérieusement l'attention du médecin homœopathe ; j'aimerais mieux dire, du médecin qui sait ce qu'il fait, et qui n'a pas besoin de perdre un temps précieux à tâtonner.

1° *Maladies des yeux*, 208 à 305.

2° *Névralgies*, 24-69, 73 à 96, 115 à 160, 420 à 443, etc.

3° *Coqueluche*, 805 à 830.

4° *Colique de plomb*, 634 à 636, 639 640, à 651, 659 à 689, 715, 716, 720, 732 etc. etc.

5° *Colique nerveuse des pays chauds* mêmes symptômes et de plus 64 à 95, 1065 à 1075.

6° *Rhumatisme, Goutte*, 871. 880 à 897, 902. 904. 906 à 1040.

7° *Hydrophobie*, 295 à 305, 401, 570, 485, 486, 499 à 505, 508 à 512, 1080 à 1097, etc.

8° *Epilepsie*, 1075 à 1119.

9° *Convulsion*, 1066 à 1090.

10° *Tétanos*, 391 à 396, 1075 et suivants etc.

11° *Paraplégies*, 1109 à 1115.

12° *Incontinence nocturne de l'urine des enfants*, 762 à 765.

13° *Pollutions nocturnes*, 780, 781, 783.

14° *Gastralgie, Entéralgie*, 617 à 696.

15° *Constipation*, 712 à 716, 718 à 720.

16° *Folie*, 1335 à 1440.

17° *Constriction de l'urètre*, 732 à 740

18° *Dysménorrhée* 773 786, à 797.

19° *Paraphymosis*, 771.

20° *Vomissements pendant la grossesse*, 590 à 605.

21° *Hémoptysie* 817. 818, 845 à 865.

22° *Scarlatine*, 180 à 185, 447, 475 à 500, 1276, 1277 à 1281.

23° *Fièvre pernicieuse céphalalgique*, 1233, 1252, 1255, 87 à 93, 120 à 155, etc.

Ainsi il est de toute évidence que la belladone a guéri toutes les fois qu'elle a été opposée à un ensemble de souffrances dont la pathogénésie renfermait l'analogue, en d'autres termes, toutes les fois que son action était homœopathique.

A ce point de vue, nous ferions le dépouillement de toutes les guérisons connues et des médicaments à l'aide desquels ces guérisons ont été obtenues, nous arriverions toujours inévitablement à cette conclusion :

Similia similibus curantur.

§

La loi de similitude est vraie, et comme toute vérité est un rayon de la divine lumière, personne ne peut lui assigner ni commencement ni fin. Il y aura, dans l'histoire, une date fixe pour préciser le moment où Hahnemann a formulé la loi de guérison, comme il y en a une, pour apprendre à nos enfants, en quel temps Newton conçut la première idée de la gravitation universelle. Mais avant Newton la pomme tombait, avant

Hahnemann aussi, la loi homœopathique faisait son œuvre,
elle guérissait.

Je l'ai prouvé.

Il n'y a donc plus à s'étonner que d'une chose, c'est que
cette loi qui tant de fois avait révélé sa puissance, n'ait pas été
formulée plus tôt.

Et notre étonnement est d'autant plus légitime, que bien des
médecins, parmi ceux qui font autorité dans la science, aussi
bien que dans les rangs plus modestes des praticiens, l'ont
touchée, l'ont entrevue de très près et qu'il ne leur a manqué
pour assurer leur conquête, que d'en fixer la valeur, d'en sentir toute l'importance, et d'en développer pratiquement les merveilleuses conséquences.

HIPPOCRATE (*Des lieux dans l'homme*. OEuvres complètes
trad. par M. Littré, tom. VI, p. 555): « La maladie est produite
par les semblables, et par les semblables que l'on fait prendre,
le patient revient de la maladie à la santé. Ainsi ce qui produit
la strangurie qui n'est pas, enlève la strangurie qui est. La
toux comme la strangurie est causée et enlevée par les mêmes
choses. La fièvre née par la phlegmasie (abondance de sucs)
tantôt est produite et supprimée par les mêmes choses. La
fièvre est supprimée par ce qui la produit, et produite par ce
qui la supprime. »

Nous ne disons ni mieux ni autrement, la fièvre est supprimée
par l'*aconit* qui la produit et elle est produite par l'*aconit* qui la
supprime.

Stahl, cité par Hahnemann, parle en ces termes : « La règle
admise en médecine, de traiter les maladies par des remèdes
contraires ou opposés aux effets qu'elles produisent, est complètement fausse et absurde. Je suis persuadé, au contraire, que
les maladies cèdent aux agents qui déterminent une affection
semblable ; les brûlures par l'ardeur d'un foyer dont on
approche la partie ; les congélations, par l'application de la

neige et de l'eau froide, les inflammations et les contusions, par celle des spiritueux. C'est ainsi que j'ai réussi à faire disparaître la disposition aux aigreurs, par de très petites doses d'acide sulfurique, dans des cas où l'on avait inutilement administré une multitude de poudres absorbantes. »

HUFELAND. « La plupart des maladies nerveuses ne peuvent être efficacement traitées que par l'emploi des substances qui produisent chez l'homme sain des souffrances semblables. »

BARTHEZ. «L'abus des anti-scorbutiques, même médiocrement actifs, produit les symptômes du scorbut chez des sujets qui auparavant ne paraissaient point y être disposés. »

BARBIER. « On pourra trouver étonnant que dans les affections spasmodiques, les remèdes les plus efficaces soient tous des substances, qui elles-mêmes, ont la faculté de susciter des accidents spasmodiques, quand on les prend à haute dose. »

SAINTE-MARIE, de Lyon, tout en n'ayant rien produit qu'un modeste formulaire oublié depuis longtemps (*Lyon 1820*), avait le jugement si droit qu'il a entrevu notre principe. On s'étonne même que, l'ayant approché de si près, il ne l'ait pas formulé. Pour mon compte, je ne le lis jamais sans être tenté de lui donner un coup d'épaule. Avec un peu plus de réflexion, il aurait eu certainement le mérite de la découverte. Après avoir énuméré avec complaisance des guérisons de diarrhées par des purgatifs, il se souvient que Frank s'était déjà demandé, si les purgatifs ne seraient pas capables de guérir quelquefois la diarrhée ; et puis il raconte avoir vu guérir une épileptique par un remède qui lui était resté inconnu, mais qui, donné une seule fois, avait eu un plein succès, après avoir occasionné une terrible aggravation homœopathique; et enfin, il ajoute : « Il est impossible que ces faits ne soient que d'heureux hasards et ils se rattachent à quelque grande loi thérapeutique, que j'ai peut-être entrevue, mais qui reste encore à mieux déterminer que je n'ai pu le faire. »

4

Bouchardat. « La plupart de nos agents thérapeutiques, ne doivent-ils pas aux mêmes éléments, et les vertus salutaires qui les font rechercher, et les propriétés toxiques qui les rendent redoutables.» (*Man. méd. et de thérap.* tom. I., p. 103).

Louis Saurel *(Revue thérapeutique du Midi)*. « Nous croyons sans peine, qu'on peut guérir certaines maladies, peut-être même la plupart des maladies, par des remèdes dont l'action leur est homœopathique. »

Chevreuil *(Journal des Savants 1855)*. « S'il existe une idée ancienne, c'est celle de combattre l'action délétère d'un corps, sur l'économie animale, par son identique, son semblable, son analogue. »

Assez, assez !

§

Similia similibus curantur.

On l'avait dit, ou a peu près, avant Hahnemann ; mais Hahnemann a eu, le premier, la gloire de fonder, par cette vérité, la thérapeutique expérimentale.

C'est là le grand principe, le principe dominant, le principe seul essentiel de sa doctrine.

Or, c'est là ce que vous semblez ignorer, vous qui vous condamnez si bénévolement, quand rien ne vous y oblige, à écrire, sans études sérieuses au préalable, l'article *Homœopathie* dans le supplément du Dictionnaire des dictionnaires de médecine : Vous ou les vôtres, qui *comprimez, si mal, le rire sur vos lèvres déjà frémissantes ; qui contenez, si imparfaitement, l'indignation toute prête à déborder de votre cœur*, parce que *vous ne vous piquez pas d'être du nombre de ceux qui gardent une impartialité béate entre l'erreur et la vérité, entre la sotte recherche de la quadrature du cercle et l'irrationalité mathématique d'un tel problème, entre la superstition et la philosophie* (merci de votre philosophie!) *entre la démagogie et la démocratie*, etc., etc., vous qui concluez avec un courage que je déplore amèrement, *y a-t-il dans l'homœopathie quelque vérité nouvelle? Y a-t-il quelque chose à remarquer et à sauver du mépris? Non, cent fois, non, il n'y a qu'erreur, médecine expectante et charlatanisme, voilà tout.* »

Tant de superbe peut en imposer, hélas! un moment, à une jeunesse trop prompte à jurer sur la parole du maître, ou induire en erreur des esprits paresseux, qui ne prennent pas la peine de se faire par eux-mêmes une opinion personnelle ; mais un peu de réflexion suffit pour réduire à néant toutes ces monstrueuses déclamations. C'est du délire, rien de plus. Il eût été plus sage, et plus utile surtout, de démontrer par des faits, que l'application de la loi de similitude n'avait jamais abouti à aucune guérison. Un fait, un seul fait bien décrit, minutieusement et fidèlement rédigé, qui eût mis en évidence qu'un médicament avait échoué contre un ensemble de symptômes semblables à ceux qu'il était pourtant reconnu capable de produire, aurait eu plus de succès que *la haine vigoureuse, dont vous vous êtes vanté, contre tout ce qui vous paraissait être évidemment absurdité et jonglerie.*

Admirons la force de vos raisonnements ! C'est la loi de similitude que nous mettons en avant comme la règle de notre conduite, et vous nous répondez *absurdité* et *jonglerie*. En gens bien élevés nous supprimons la *jonglerie*, qui est un effet de votre imagination malade, et dont, j'aime à le croire, ni les uns ni les autres nous ne sommes capables ; il ne reste plus que le mot *absurdité* que nous renvoyons à votre adresse ; ce n'était pas la peine de vous dépouiller, en notre faveur, d'un titre de propriété qui vous sied à merveille.

Des injures, des violences, ça été notre lot jusqu'à présent; mais pour nous venger, l'histoire dira que pendant 30 ans, en

France, en plein XIXe siècle, des hommes compétens, en apparence du moins, ont osé écrire que l'Homœopathie était *une des mystifications scientifiques les plus risibles et les plus damnables dont notre pauvre espèce humaine ait jamais été dupe ou victime* ; mais l'histoire dira aussi, que nul de ces hardis triomphateurs, n'a écrit un mot sérieux contre le principe fondamental de l'Homœopathie.

Le principe d'une doctrine , c'est pourtant la doctrine elle-même ; les médecins homœopathes le savent bien, puisque c'est sur le terrain du principe qu'ils ont toujours voulu combattre, prêts à vaincre ou à céder la place. Pourquoi faut-il que leurs adversaires n'aient pas encore consenti à y descendre.

Est-ce prudence ? J'ose le croire. Est-ce ignorance ? Mais nous tenons assez haut notre drapeau pour éviter toute méprise, pour prévenir toute confusion. *Similia similibus curantur* : Sur notre drapeau, il n'y a de place que pour ces trois mots ; qu'on les efface donc si le bras est assez haut ; c'est une honte que jusqu'à présent personne n'ait même essayé d'y atteindre.

C'est à noter pour compléter la biographie de ceux qui nous combattent.

Prouver la fausseté de notre loi, c'est le devoir, c'est l'intérêt et ce serait la joie de nos savants professeurs.

Leur devoir, car ils sont les représentants, les interprètes, les soutiens de la science qui a pour elle le respect, le crédit, et cette science est mise en péril.

Leur intérêt, car ils échapperaient par là à la ruine de leur influence que leur prépare la nouvelle doctrine par ses progrès incessants.

Leur joie, car ils sauveraient ainsi la société des maux qu'ils nous accusent de provoquer.

Devoir, intérêt , joie , rien n'y fait ; ils se taisent ; et notre loi serait fausse : Impossible !

§

On n'attaque pas notre principe ; on consent même à écrire :
« L'expérience a prouvé qu'une multitude de maladies étaient
guéries par des agents thérapeutiques qui semblent agir dans le
même sens que la cause du mal auquel on les oppose », et ailleurs: « L'analogie, *ce guide si sûr en thérapeutique*, nous conduit
à user de la belladone, dans le traitement de la folie, par cela
même que la belladone produit une folie passagère » (TROUSSEAU
et PIDOUX, tom. II. p. 69, première édition). Ce qui n'empêche
pas qu'on s'écrie une autre fois (*Conférences sur l'empirisme*) :
« C'est une chose étrange que de croire à l'Homœopathie »
(pag. 50).

Ainsi , d'un côté, on affecte pour l'expérience et pour l'analogie, *ce guide si sûr en thérapeutique*, une certaine déférence,
tandis que de l'autre, on accable de dédain l'Homœopathie,
qui n'est rien autre que l'expérience et l'analogie.

Il est vrai que de ces deux citations, l'une est puisée dans
un livre destiné exclusivement aux médecins, l'autre est ex-
traite d'un discours prononcé devant des gens du monde. Si
l'on disait aux gens du monde : l'Homœopathie, c'est la médecine pratique qui prend au sérieux l'expérience et l'analogie
ce *guide si sûr en thérapeutique*, on s'exposerait à inspirer pour
l'Homœopathie un certain intérêt ; et si après cela on ajoutait:
C'est une chose étrange que de croire à l'Homœopathie, quoique
l'expérience ait prouvé qu'une multitude de maladies étaient gué-
ries par des agents thérapeutiques, qui semblent agir dans le même
sens que la cause du mal auquel on les oppose; quoique l'analogie
soit un guide si sûr en thérapeutique. Oh ! alors on courrait
sûrement le risque de se laisser surprendre en flagrant délit

de contradiction. On aime mieux approprier son langage à son auditoire, et on trouve plus commode et plus profitable de faire rire à nos dépens.

« Vous prenez une goutte de suc de pavot qui contient de l'opium, vous la mettez dans cent gouttes d'eau distillée, puis vous agitez d'une certaine façon, le petit flacon dans lequel le tout est contenu, et vous donnez trente-cinq secousses, mais, entendez-le bien, ceci est sacramentel (lisez mensonge) *de l'est à l'ouest*. Je ne plaisante pas le moins du monde.» (*Conférences sur l'empirisme*. M. TROUSSEAU, page 51.) »

Je ne plaisante pas le moins du monde, moi non plus, et j'affirme que la goutte du suc de pavot qui contient de l'opium, n'avait rien à faire ici ; on avait dit, *c'est une chose étrange que de croire à l'Homœopathie* ; restait à démontrer que c'était chose étrange que de croire à la loi de similitude. L'Homœopathie c'est la loi de similitude et non la goutte de suc de pavot qui contient de l'opium ; croire à l'Homœopathie, c'est croire à la loi de similitude ; vous avez beau faire pour éluder la question, la question est toujours là.

Ou on le sait, et alors quelle tactique ! Ou on l'ignore, et comment ne pas s'indigner de voir substituer à la science sérieuse, de sottes et ridicules plaisanteries, comme celles de ces trente-cinq secousses de *l'est à l'ouest*. Ce *sacramentel* est le fruit exclusif de l'imagination de M. Trousseau, et il constitue un faux des plus audacieux ; je lui donne sans réserve le démenti le plus formel, et je défie de trouver, dans les écrits de Hahnemann, rien qui y ressemble ou qui s'en rapproche.

Avec des facéties de ce genre, on amène forcément le sourire sur les lèvres des gens du monde ; mais ce sourire vaut-il la peine qu'on l'achète au prix d'un mensonge?

§

Maintenant que le lecteur est suffisamment édifié sur ces points essentiels, que l'Homœopathie a pour principe dominant une loi, que cette loi n'a jamais été discutée, que toutes les oppositions se réduisent à des excentricités répréhensibles, je laisse là nos détracteurs; c'est une lourde tâche que de les suivre dans leurs violences et dans leurs perfidies.

Je vais répondre aux attaques produites, contre Hahnemann, par des hommes tout opposés par les antécédents et par le caractère.

Ceux-là, médecins habiles et consciencieux, rendent témoignage à la vérité de la thérapeutique expérimentale homœopathique, mais ils croient avoir de bonnes raisons pour ne vouloir sauver de l'enseignement de Hahnemann que la réforme thérapeutique.

A mon avis ces médecins ont tort; ils sont injustes envers Hahnemann, et je regrette que leur adhésion soit aussi restreinte, parce que plus entière aux idées du maître, cette adhésion eût été plus utile. Mais, tout en regrettant qu'il n'y ait pas entr'eux et moi une communauté plus parfaite de sentiments, je ne saurais oublier que les uns et les autres nous sommes unis dans les sacrifices faits à la vérité, et quand même je les réfute, je n'en rends pas moins justice à leur talent et aux services qu'ils ont rendus.

On accuse Hahnemann, et ceux qui marchent fidèlement sur ses traces, d'être trop exclusifs; d'exagérer la portée de la loi de similitude jusqu'à l'universalité; de ne pas admettre qu'il puisse y avoir, en médecine, d'autres voies de guérison; de n'avoir ni diagnostic ni pronostic, et enfin de manquer de respect à la tradition et de se mettre en contradiction avec elle.

Examinons : S'il y a contradictions entre Hahnemann et la tradition, ces contradictions portent exclusivement sur des questions, importantes sans doute quant à la constitution doc-trinale de la médecine, mais indifférentes au fond à la thérapeutique. Or, ne perdons jamais de vue, que Hahnemann fut surtout sensible aux lacunes qui rendaient insuffisante ou dangereuse la médecine pratique, que la passion d'être utile fut son grand mobile, et que dans ces conditions exception-nelles, où il visait bien plus à rendre des services qu'à se mon-trer savant, la thérapeutique fut l'objet presque exclusif de ses prédilections.

En thérapeutique, il est inadmissible que, même avec une apparence de raison, on puisse adresser à Hahnemann le reproche, si léger qu'il soit, d'avoir rien sacrifié ni de la tradi-tion, ni de l'expérience des siècles. Cette tradition et cette expérience, il les connaissait mieux que personne, et ce fut toujours son plus beau titre de gloire, non seulement de les avoir respectées, mais de s'être trouvé en harmonie avec elles.

La thérapeutique n'est pas toute la médecine, d'accord. Avec elle seule on ne ferait pas un médecin complet et vrai-ment digne de ce nom, je le concède encore; mais pourquoi la thérapeutique est-elle insuffisante comme étude? Parce que pour comprendre et pour appliquer la thérapeutique, il faut posséder, au préalable, un ensemble de connaissances que donnent les autres branches des sciences médicales, et c'est pourquoi on les étudie. Mais il n'en est pas moins vrai que la thérapeutique est le terme le plus élevé de notre ambition, et celui qui enfin a donné à la thérapeutique sa loi, celui qui nous a appris à remplir sûrement les indications, après nous avoir montré de quelle source il fallait les tirer, pour ne plus rien donner de la vie des hommes à l'indécision et au hasard ; celui-là, dis-je, est assez grand médecin, pour avoir le droit de penser autrement que la tradition, sur des questions contestées et peut-être toujours contestables. Si la tradition a raison contre lui ou lui contre la tradition, le temps le prouvera. Toujours est-il que le doute est permis et qu'au lieu de se hâter d'enlever à Hahnemann, une portion de la considération que lui ont attribuée des hommes qui ne sont pas sans valeur, il eût été plus sage, plus prudent, de ne rien changer à cet enseignement, jusqu'à ce qu'on eût pu retirer de cet enseignement tout le bien qu'il était capable de produire. On avait assez gagné des premières vérifications qui avaient été faites en Homœopathie, pour être autorisé à attendre avant de rien rejeter.

§

Hahnemann, dit-on, avec sa loi de similitude, s'est rendu coupable d'une erreur, celle de l'absolutisme.

On l'a avancé, mais on ne l'a pas prouvé.

Qu'un jour, on arrive à découvrir, que la loi de similitude n'est pas la seule loi qui doive régir la thérapeutique ; à la rigueur c'est possible, et je ne m'oppose pas à ce qu'il soit tenté des recherches sur ce point ; mais convenons qu'il est au moins singulier, qu'on reproche à la loi homœopathique d'envahir toute la thérapeutique, et qu'en même temps on ne cherche pas à poser des limites à son envahissement. Quelles seront, quelles doivent être ces limites ? On l'ignore, et on ne s'occupe même pas de les chercher.

Pour moi, la loi est vraie ; elle compte des succès autant de fois qu'elle a été appliquée ; donc, je me trouve suffisamment autorisé à m'en servir, dans tous les cas où je trouve la possibilité de m'appuyer sur elle. Quelle raison pourrait me pousser hors la voie homœopathique ? J'ai un principe, ce principe est bon, on le reconnaît, je l'applique ou je m'étudie à l'appliquer toujours, au fur et à mesure que grandissent mes connaissances, toujours trop restreintes, en matière médicale pure ; je ne fais pas acte de servilisme, je ne suis pas non plus *sectaire,* comme il a été dit dans un mouvement de mauvaise humeur, je me montre fidèle à la logique et au devoir. A quoi donc servent les principes si ce n'est pas pour y conformer sa conduite ?

Je ne conteste pas qu'avec la méthode dérivative on ne puisse obtenir dans la pratique quelques succès ; mais je reproche à ces succès de n'être qu'éphémères, et une palliation n'équivaudra jamais à une guérison ; on la paye même souvent trop cher pour que j'en fasse le sujet de mon ambition. D'un autre côté, l'application des médicaments antipathiques a aussi sa raison d'être ; mais on ne me refusera pas de convenir, que si le café dissipe une tendance habituelle à l'assoupissement, dès que cette action primitive est épuisée, la propension au sommeil reparaît plus forte qu'auparavant. L'opium porte au sommeil au contraire, mais au sommeil passager de l'opium, succède une insomnie plus pénible. « Lorsqu'on cesse l'administration des sels de morphine, après un emploi de quelques jours, l'insomnie la plus rebelle fatigue le malade, et pendant plusieurs semaines, il peut se trouver dans l'impossibilité de dormir. » (TROUSSEAU et PIDOUX, tom. I, p. 144). Des purgatifs trop souvent répétés, finissent par rendre impossible l'exercice naturel des fonctions, etc, etc. Donc, ces médicaments antipathiques, ou amènent souvent des incommodités plus graves, ou aggravent le mal, après avoir semblé le soulager.

Dès lors, je ne vois pas quels motifs sérieux je pourrais avoir, pour me perdre dans des chemins de traverse, quand j'ai devant moi, constamment ouverte, la grande voie qui me conduit directement au but.

Ah ! combien je préfère étudier encore, étudier toujours, cette *matière médicale pure* qui défie la mémoire la plus heureuse, c'est vrai, mais qui met à notre disposition des ressources d'autant plus nombreuses, que nous en poursuivons l'étude avec plus de persévérance. Avec elle, la foi en l'Homœopathie s'augmente sûrement, parce que plus on la possède, moins on sent le besoin de rien emprunter aux autres méthodes de traitement.

Ils ne sont déjà que trop nombreux, les cas où l'Homœopathie seule laisserait le praticien désarmé ; les asphyxies, les empoisonnements, les maladies réputées chirurgicales, les dernières périodes des lésions profondes de l'économie, appellent d'autres secours ; mais Hahnemann l'a établi le premier et ainsi il a pris ses précautions contre l'erreur de l'absolutisme.

Encore un mot : La tradition enseigne et l'expérience confirme l'opportunité de certains moyens auxiliaires, qui, ajoutés au traitement principal, concourent quelquefois efficacement à soulager les malades. Ces moyens sont des cataplasmes, des bains, des injections, etc., etc. Je ne sais pourquoi on fait trop souvent à l'Homœopathie, un crime de repousser ces moyens, que j'appellerais volontiers des minuties thérapeutiques ; mais toute minutie thérapeutique peut avoir son utilité, et l'Homœopathie n'a aucune raison de refuser son concours ; la malveillance seule peut le prétendre. Les médecins homœopathes sont parfaitement libres, sans jamais encourir le reproche de manquer à leurs principes, de recourir aussi souvent qu'ils le jugeront convenable, aux cataplasmes, aux injections, etc. — Seulement, quand ils le font, ils ne s'exagèrent pas l'importance de ces moyens ; l'auxiliaire ne leur fait pas perdre de vue le principal ; ils veulent bien de l'utile, mais à la condition de ne point se priver du nécessaire, et en cela encore, ils ont mille fois raison.

§

Ma conviction profonde, est que la thérapeutique de Hahnemann, sortira toujours victorieuse des attaques dirigées contre elle, parce qu'elle a reçu la plus précieuse de toutes les sanctions, celle de l'expérience.

Mais Hahnemann a fait plus que de s'occuper de thérapeutique ; il a aussi porté ses investigations sur le terrain de la pathologie, et là encore il a déposé le germe de plus d'une réforme.

Sur tous ces points, il a été vigoureusement attaqué ; je ne pense pas qu'on ait eu toujours raison.

Hahnemann aurait eu le tort de nier les maladies, et de n'avoir jamais vu que des symptômes ; mais, il ne niait pas la fièvre scarlatine, la fièvre miliaire, le choléra, la syphilis, quand il apprenait si bien à les guérir.

Hahnemann a dit, et jusqu'à preuve du contraire je persiste à croire qu'il l'a dit avec raison, que nous connaissions de la maladie tout ce qu'il était possible, tout ce qu'il était utile d'en connaître, quand nous connaissions exactement, sans en rien retrancher, l'ensemble des symptômes par lesquels elle se révélait à notre observation. La cause formelle de toute maladie nous sera toujours inconnue ; pourquoi perdre notre temps à la chercher ? Et les indications, d'où se tirent-elles ? De l'ensemble des symptômes. Donc, c'est à relever ces symptômes, que nous devons apporter la plus sérieuse attention, car les indications seront d'autant mieux remplies, que les symptômes auront été relevés plus fidèlement, plus complètement, jusque dans leurs nuances les plus délicates.

Se faire d'une maladie, avant d'en entreprendre la cure,

l'image la plus complète, par l'énumération de tous les symptômes par lesquels cette maladie frappe nos sens, ce n'est pas seulement Hahnemann qui le veut ; le veulent aussi et la logique et les premières conditions d'une saine et heureuse pratique. Tout tableau de symptômes incomplet, est, par cela même, insuffisant à représenter le cas morbide soumis à notre observation, et dès lors, il ne peut donner lieu qu'à de fausses indications ; or, obéir à une fausse indication, c'est aller au rebours de la guérison, c'est manquer son but complètement.

Donc, tant qu'il sera vrai que l'ensemble des symptômes est la source des indications ; tant qu'il sera vrai, que le médecin en étudiant son malade, ne doit se préoccuper de rien tant que de ce qui peut le conduire à agir sûrement pour le soulager et le guérir, il sera vrai aussi, qu'il y aura de précieux avantages à colliger avec le plus grand soin tous les symptômes d'une maladie, à scruter séparément chaque symptôme, pour faire ressortir ce que chacun d'eux présente de plus spécial.

Ici les recommandations de Hahnemann sont minutieuses, et parce qu'elles sont minutieuses, on a été tenté plus d'une fois de les trouver ridicules ou exagérées ; il n'en est rien. Je laisse de côté ce que la malveillance a imaginé sur ce point ; on éprouve une lassitude extrême à se battre toujours contre des détracteurs acharnés ; je ne songe en ce moment, qu'aux médecins de bonne foi, qui ont été choqués de la persévérance avec laquelle Hahnemann et son école recherchent minutieusement ce que chaque symptôme offre de plus particulier, soit dans le caractère de la douleur, soit dans les heures d'aggravation ou d'amélioration, soit enfin dans telle circonstance qui imprime à la manière d'être, de sentir et de fonctionner, le moindre changement. Cette voie est la seule féconde en beaux résultats, et loin de l'abandonner, il me paraît utile de rappeler qu'elle doit être strictement suivie, parce qu'elle est seule capable d'assurer le succès, en opposant à l'individualité morbide , l'individualité médicamenteuse qui lui convient.

Que les conseils de Hahnemann, en pathologie, soient méprisés par tous ceux qui s'obstinent à ne voir, dans la maladie, qu'une lésion de texture, je le comprends aisément ; mais de ceux-là, nous avons jugé depuis longtemps la thérapeutique, et certes, elle ne nous fait pas envie. Leurs travaux anatomiques peuvent être utiles à connaître dans un amphithéâtre, d'accord, mais au lit du malade, non ; ils ont fait leurs preuves, leur impuissance est radicale. On est très savant sur les tubercules pulmonaires, sur les cavernes, etc., etc. Mais dans le traitement de la phthisie pulmonaire , y a-t-il donc de quoi se montrer si fier ? Quel bénéfice dans le chiffre de la mortalité ? Les phthisiques meurent-ils moins souvent et moins vite ?

Pour soulager et guérir, il n'est rien de mieux que de tirer les indications de l'ensemble des symptômes; donc, encore une fois, pour que l'indication soit précise, il faut, de toute nécessité, que chaque symptôme soit précisé, tel qu'il est, et on n'arrive à préciser tous les symptômes, à les apprécier, à les individualiser, que par la méthode d'observation suggérée par Hahnemann. Qui veut la fin, veut les moyens ; Hahnemann, guérit ; pour guérir, faisons comme lui, et pas autrement, sans quoi nous nous exposons à tort, à ce que son enseignement modifié ne nous donne plus que des résultats modifiés, et modifiés à son désavantage.

Le conseil, en médecine pratique, de fuir les généralités, n'est pas d'hier : tous les bons esprits en ont proclamé la nécessité, et par instinct, les malades sont unanimes à certifier, que le praticien qui les soulage et le plus vite et le plus souvent, est toujours celui qui individualise le mieux. Ils appellent cela connaitre leur tempérament, phrase banale et si peu comprise. C'est par les nuances des symptômes et par l'étude des circonstances particulières, accessoires aux symptômes et capables de les influencer, que se révèlent les tempéraments des individus. Or, précisément pour arriver à la connaissance des tempéraments individuels, la meilleure voie est encore la voie Hahnemannienne.

Tant qu'on ne savait pas individualiser en thérapeutique, on ne pouvait guère comprendre la nécessité de l'individualisation pathologique ; mais, après Hahnemann, qui par son expérimentation des médicaments à l'état sain, nous a mis à même de saisir, dans chacun d'eux, ce qu'il y a de plus individuel, rien de plus logique que la nécessité d'examiner les maladies autrement qu'on ne l'avait fait jusqu'à ce jour, c'est-à-dire avec une attention soutenue jusque dans les plus petits détails ; rien de plus logique, oui, et j'ajoute, rien de plus obligatoire pour atteindre à l'habileté.

§

Hahnemann prescrit avec raison, de rechercher toujours, dans une maladie à guérir, ce que cette maladie offre de particulier ; et quand il individualise si bien, si soigneusement, quand il fait à son disciple, de la nécessité d'individualiser le cas soumis à son observation, la première de toutes les obligations, je ne comprends pas le reproche qui lui a été pourtant adressé, de n'avoir pas de diagnostic.

Diagnostiquer une maladie, ce n'est pas seulement la rapporter à un genre, à une espèce déterminée. Rien d'ailleurs n'empêche de le faire, l'Homœopathie ne repousse, par principe, aucune des investigations qui peuvent être nécessaires pour réunir tous les éléments du diagnostic. Diagnostiquer, c'est surtout différencier le cas actuel de tous les autres qui, dans le genre ou l'espèce, pourraient lui être comparés ; c'est prendre sérieusement en considération, toutes les circonstances qui peuvent influer sur le cas donné et qui en font aussi un cas à part ; c'est prendre ses mesures, pour que ce fait ne soit pas confondu avec aucun autre ; c'est l'isoler complètement, pour que le choix du médicament soit déterminé, par lui, et non par *un à peu près ;* or, ce résultat, on l'atteint sûrement en suivant les conseils de Hahnemann, tandis qu'on le manque par toute autre voie.

On avait dit : chaque maladie est une ; ce n'est pas assez, chaque malade est un.

En posant au diagnostic une telle condition, en lui assignant un tel but, on le rend plus difficile, c'est vrai ; mais on le rend aussi plus complet , plus profitable au malade , et c'est pourquoi je le préfère au diagnostic anatomique, sujet à erreurs, incomplet le plus souvent, et toujours stérile dans ses conséquences.

Voudrait-on seulement reprocher à Hahnemann la guerre qu'il a faite aux noms des maladies ? Mais en se pénétrant bien de l'esprit de sa doctrine, il est trop aisé de voir qu'il avait tout à craindre des indications génériques ; et peut-être le temps n'a-t-il déjà que trop prouvé combien ses craintes étaient légitimes. Il s'est interdit de donner aux maladies telle ou telle dénomination, de peur que le praticien ne s'oubliât, au point d'infliger à son malade, le médicament que les livres auraient collé au nom de la maladie, au lieu de choisir péniblement celui que son individualité réclamait.

Le succès des manuels ne donne que trop raison à ces justes appréhensions.

Niera-t-on la puissance des dénominations affectées aux maladies, et les erreurs graves qu'elles sont susceptibles de produire ? Il fut un temps, et ce temps n'est pas loin de nous, où sous l'influence des idées de l'école physiologique, alors régnante, toute maladie avait une dénomination qui finissait en *ite*, (gastr*ite*, gastro-entér*ite*) ; *ite* signifiait inflammation; inflammation appelait inévitablement à son aide, saignée, sangsues, diète, et les médecins de se ruer sur les pauvres patients, pour les exténuer sous le prétexte de les guérir ; *ite* le voulait ainsi.

Pour mon compte, je ne vois pas grand inconvénient à taire le nom des maladies ; c'est du temps gagné ; on disserte un peu moins longtemps sur la maladie, on s'occupe un peu mieux du malade : pour lui tout est bénéfice.

§

Pas de pronostic ! Mais c'est enlever gratuitement, à Hahnemann et à ses disciples, la faculté dont ils jouissent pourtant, au moins à l'égal de tout le monde, de peser la valeur des symptômes, de les apprécier, de les interpréter. Le pronostic de l'école homœopatique est, au contraire, plus sérieux et plus complet qu'aucun autre. Le jugement porte, non seulement sur l'ensemble des phénomènes morbides actuels, mais sur les phénomènes antérieurs, et sur les causes occasionnelles, toutes choses trop souvent négligées.

§

Des esprits prévenus, et qui malgré cela, ont l'honneur d'être admis à enseigner à l'Ecole pratique de la faculté de médecine de Paris, l'histoire de la médecine et des doctrines médicales, prononcent hardiment, (Dʳ Bouchut, *Rev. des c. sc.*, janvier 1864) que Hahnemann ne faisait pas autre chose, que ce qu'on est convenu d'appeler la médecine des symptômes.

5

C'est faux.

Faire la médecine des symptômes, c'est combattre tous les symptômes isolément, à la suite les uns des autres, en commençant par le plus douloureux et le plus saillant. Eh bien ! ce procédé, au lieu de le recommander, Hahnemann le stigmatise comme vicieux et meurtrier ; en mille endroits, il s'attache au contraire à recommander qu'on ne laisse rien perdre de la totalité des symptômes, avant de choisir le médicament. « Il ne peut y avoir d'autre indication du remède à choisir, que la *somme* des symptômes observés dans chaque cas individuel » (*Organon*, 318).

C'est de la somme des symptômes, et non d'un symptôme isolé et arbitrairement choisi, que se tirent les indications, ce qui est absolument l'opposé de ce qui a été avancé.

De la part de certains médecins qui, à l'égard de Hahnemann et de ses disciples, ne se croient pas obligés de rester fidèles aux règles les plus élémentaires de la loyauté, une calomnie de plus ou de moins, c'est peu ; il n'y a pas lieu de nous étonner de celle-ci ; peut-être j'aurais évité de la relever, si M. le professeur n'avait essayé de la rendre plus poignante à l'aide d'une scandaleuse historiette. Exemple : « Un illustre personnage atteint de hernie étranglée, fit appeler un médecin homœopathe qui administra des globules contre le vomissement et la mort s'en suivit. (M. BOUCHUT, *eod. loc.*).

Je ne connais pas de médecin homœopathe qui, devant une hernie étranglée, soit assez sot pour administrer des globules contre le vomissement. Cela n'est pas, cela ne peut pas être. Quiconque a pu agir avec une si coupable légèreté, quiconque a pu être inepte à ce point, ne mérite pas le nom de médecin homœopathe.

Il est de précepte absolu, en Homœopathie, de ne rien prescrire à un malade qu'après avoir, non-seulement relevé avec le plus grand soin, l'ensemble des phénomènes morbides actuels, mais encore, recueilli minutieusement les antécédents et les causes occasionnelles ; or, sur un sujet atteint de hernie étranglée, il y a bien autre chose qu'un vomissement, et toutes ces choses, le médecin homœopathe les voit, précisément parce qu'il est homœopathe, parce qu'uni d'intention avec le maître de l'Homœopathie, il examine tout, il scrute tout, il se renseigne sur tout. Donc, si le fait est vrai, il y a au moins erreur dans la place assignée au médecin ; qu'il sorte de nos rangs, il n'est pas homœopathe.

Si par hasard, un vrai disciple de Hahnemann avait assisté à la leçon de M. Bouchut, il aurait eu mieux à faire que de se trouver participant à la mort de cet illustre personnage, il se serait souvenu, ou des faits de sa pratique personnelle, ou d'autres faits consignés dans nos annales, qui démontrent quels services l'Homœopathie peut rendre, précisément dans le traitement des hernies étranglées.

Oui, dans des cas graves, où l'étranglement semblait appeler forcément le bistouri, l'Homœopathie s'est encore montrée efficace ; une, deux ou trois gouttes au plus de teinture de noix vomique étant données, le malade s'endort, une diaphorèse abondante survient, et au réveil, plus de hernie, ou si la tumeur est encore apparente, le taxis le plus léger suffit pour la faire rentrer.

J'ai parfaitement présents à l'esprit plusieurs faits de cette nature, et il n'est pas de médecin homœopathe, se souvenant des conseils de Hahnemann, qui n'en ait fait ou qui ne puisse en faire autant.

Ces faits, aussi heureux que surprenants, se sont répétés un assez grand nombre de fois, pour qu'il soit érigé en précepte de ne pas opérer une hernie étranglée, sans avoir au préalable recouru à la noix vomique.

Si les élèves de M. Bouchut ne pouvaient l'apprendre de leur maître, qu'ils l'apprennent de nous.

Avant d'émotionner son auditoire par la mort de cet illustre personnage, M. Bouchut avait reproché à l'Homœopathie, singulier reproche ! *de ne trouver ses adeptes, ses clients et ses patrons que parmi des personnes riches, éclairées, des ministres, des officiers supérieurs, des lettrés, etc.* Ceci même n'est pas exact, il suffit pour s'en convaincre de jeter les yeux sur nos dispensaires.

Je n'insiste pas, la pointe mal inspirée, mal dirigée, porte à faux, c'est tout ce que je veux dire.

§

Enfin , pour en finir avec les reproches articulés contre Hahnemann, sur des points qui n'intéressent pas essentiellement sa thérapeutique, je jetterai un coup d'œil rapide sur sa *Théorie des maladies chroniques*, qui me paraît encore avoir été attaquée injustement, et que je défends au point de vue pratique, parce qu'elle m'a souvent conduit à opérer de belles guérisons que je n'eusse peut-être pas faites sans elle.

Pour Hahnemann, toute maladie chronique est une maladie miasmatique , c'est-à-dire une maladie causée et entretenue par une infection quelconque de l'économie tout entière.

On a écrit par opposition : « Les miasmes chroniques sont des absurdités en étiloogie. » Le mot est tranchant, mais est-il aussi bien fondé ?

Ce que je sais, c'est que je rencontre à chaque pas des diathèses, c'est-à-dire des dispositions générales, en vertu desquelles tel individu est atteint de plusieurs affections locales, variables dans la forme, mais toujours de même nature. J'ai pu souvent me rendre compte de quelques-unes de ces dispositions générales intimes, par le fait de l'inoculation d'un virus, du virus ou miasme syphilitique par exemple ; d'autres fois les conditions auxquelles étaient dues ces dispositions m'ont échappé ; mais de ce que ces conditions me sont demeurées inconnues, inconnues à moi et à beaucoup d'autres, de ce que je n'avais pu saisir au passage et montrer du doigt l'entrée du virus dans l'économie, je ne me suis pas cru en droit de conclure nécessairement à l'absence du virus.

Dans tous ces cas de dispositions générales, j'ai pu constater un état morbide général, caractérisé par des humeurs modifiées ; et je ne vois pas ce qu'il y a d'absurde à faire remonter cette modification des humeurs, à un virus ou à un miasme, surtout quand il m'est arrivé si souvent de guérir ces dispositions générales, par les médicaments propres à corriger, à neutraliser le miasme qui en était le principe engendreur : *naturam morborum curationes ostendunt.*

J'indique la défense plus que je ne la développe ; cette digression étiologique m'entraînerait trop loin. J'ai à peine voulu relever le reproche d'absurdité.

Plus qu'un mot et sur un point très circonscrit.

Hahnemann a pensé que la gale infectait l'organisme, et que cette infection devrait être regardée comme la vraie cause fondamentale et productive de formes morbides multipliées.

Là dessus, on a crié au scandale, et aussi bien que l'absurdité, je cherche le scandale et je ne le trouve pas.

Il y a un acarien psorique ; Renucci a eu raison ; avant lui les vieilles femmes de Corse avaient dit vrai, elles avaient au bout de leur épingle la preuve de leur assertion. Après lui les savants l'ont démontré. Je n'ai nulle envie de le contester et avec tout le monde, je dis : La psore ou la gale de l'homme est due à la présence du sarcopte.

Mais, qu'est-ce que cela me fait, ou égard à l'opinion de Hahnemann sur la nature de la gale ; en quoi la présence du sarcopte peut-elle m'influencer pour m'autoriser à repousser l'observation clinique de Hahnemann, confirmée par celle d'Autenrieth et de tant d'autres, qui, dans leurs écrits, ont signalé avec une exubérance de preuves, les fâcheux effets de la rétrocession de la gale.

Vous nous avez étourdis un moment, en criant au parasite, en ne voyant que lui, et en voulant nous contraindre à faire comme vous, à ne voir rien dans la gale que le sarcopte ; mais ce triomphe est passé.

Assurément, les opinions de Hahnemann eussent été insoutenables, si avec le sarcopte, la gale eût commencé et fini ; mais nous n'en sommes plus là.

Je ne demande pas à être cru sur parole : j'en appelle au *Traité pratique d'entomologie et de pathologie comparées de la psore* etc., par MM. Delafond et Bourguignon, le travail le plus complet sur la matière ; on lit à la page 150 : « Maintenant
» que les symptômes de la psore ont été exposés, demandons-
» nous à quelle cause ils peuvent être réellement dus. Le
» sarcopte, qui est la cause essentielle de la maladie, porte-t-il
» en lui un liquide virulent qu'il inocule en ponctionnant les
» papilles (1) ?

  » Le sarcopte nous paraît inoculer un principe morbide
» auquel il faut attribuer l'évolution des éruptions précitées.
» Comment pourrait-il en être autrement, quand nous voyons
» chez un grand nombre de sujets soumis intentionnellement
» ou involontairement à la contagion de la psore des animaux,
» tout le corps se couvrir, en 48 heures, d'une éruption abon-
» dante de papules prurigineuses, qu'on voudrait en vain
» attribuer aux démangeaisons et à l'irritation que développe
» le psoreux en se grattant? Que nous ne puissions découvrir
» par quel travail mystérieux cette élaboration morbide si

-----

(1) On sait que beaucoup d'arachnides, inoculent, à l'aide de leurs mandibules, un fluide vénimeux, qui tue les petits insectes dont elles font leur proie.

» remarquable s'opère, nous en convenons, mais si nous
» ne pouvons nous en rendre compte, il ne nous est pas moins
» impossible de la méconnaître.

» Concluons donc que le sarcopte peut impressionner mor-
» bidement et spécifiquement l'économie, par une action
» générale et latente due à une sorte d'inoculation virulente. »

Impression morbide, spécifique, inoculation virulente !
En faut-il davantage pour légitimer tout ce que Hahnemann a
pensé de la nature de la psore, et du rôle si important qu'il lui
attribue dans la production de mille formes morbides variées.

MM. Delafond et Bourguignon ont laissé échapper quelque
part, une ou deux phrases qui prouvent, au delà de mes
désirs, combien ils sont peu sympathiques à l'Homœopathie,
et pourtant, ils n'en ont pas moins acquis des droits à notre
reconnaissance par leur inimitable travail.

Grâce à eux, toute prévention doit se dissiper, tout scrupule
s'efface.

Sur la gale de l'homme, Hahnemann a encore eu raison.

Il a raison d'affirmer que la gale porte avec elle un principe
morbide, spécifique ; vous en convenez, vous les médecins les
plus hostiles à Hahnemann ; Eh ! bien, un pas de plus en avant,
vous ne pouvez rester en chemin, la logique et l'expérience
vous le défendent

Si le sarcopte laisse après lui une inoculation virulente (le
mot est de vous), vous avez bien raison de tuer le sarcopte ; on
ne se défait jamais assez vite d'un ennemi ! Mais cette première indication une fois remplie, ne reste-t-il donc rien à
faire ? Il reste évidemment à combattre le produit de l'inoculation et c'est ce que vous ne faites pas.

Hahnemann le fait, et il nous a appris à le faire, ce qui
vous reste à apprendre. Entre lui et vous, le choix n'est pas
douteux ; il est complet et vous ne l'êtes pas,

CHAPITRE IV.

DES MOYENS D'ACTION DE L'HOMŒOPATHIE.

—

Sommaire. — L'Homœopathie puise ses remèdes aux mêmes sources que les autres thérapeutiques ; elle n'emploie que des substances dont les effets sur l'homme sont connus. Toute dose infinitésimale n'est pas homœopathique, et réciproquement une dose homœopathique peut n'être pas infinitésimale. Etude des dilutions. Inutile de chercher à les comprendre ; il est plus sage de les étudier dans les effets qu'elles peuvent produire. Boërhaave a pressenti les dilutions, Hufeland les a défendues ; elles sont prônées par ceux-là même qui les combattent par le raisonnement. Erreur des dénominations arithmétiques. Les dilutions et les réactifs chimiques. Les dilutions de MM. Bunsen et Kirchoff. De l'état subtil des corps. De la puissance des infiniment petits. Leçons données par le bulletin de thérapeutique et par les eaux minérales. Le globule est imposé par l'expérience, il est plus saisissable encore que beaucoup d'autres influences non contestées. Le globule guérit ; peuvent s'en convaincre les ignorants aussi bien que les savants. Nier son efficacité, c'est nier l'expérience.

—

L'Homœopathie puise ses moyens d'action ou ses médicaments dans les trois règnes de la nature ; elle n'a pas de mine secrète à exploiter, elle prend ses ressources là où les a trouvées la thérapeutique de tous les temps.

Ce serait peut-être ici le lieu de repousser une accusation qui court le monde, et qui ne tend à rien moins qu'à faire accroire que les médecins homœopathes ne donnent à leurs malades que des poisons. Comme pour tempérer cette perfidie, il en est d'autres à côté, qui crient au scandale et au mensonge, sous le prétexte que nos potions ne contiennent rien que de l'eau claire.

Mentionner de pareilles sottises, c'est déjà leur faire beaucoup d'honneur.

L'Homœopathie emploie les mêmes substances, que celles qui ont été et qui sont généralement employées par les médecins de toutes les écoles et de tous les pays. Il est vrai qu'elle a retiré de l'oubli, des médicaments qui, après avoir été vantés à outrance, avaient été proscrits sans plus de raison ; comme elle en conseille tous les jours de nouveaux qui n'avaient pas encore été utilisés ; mais c'est là son moindre mérite.

La matière médicale homœopathique diffère des autres matières médicales, par un caractère essentiel, et ce caractère le voici : elle ne contient que des médicaments dont les effets sur l'homme sont connus.

Tandis que celles qui l'ont précédée, étaient toujours prêtes à ouvrir la porte aux premiers venus, sur la recommandation des moins autorisés, elle se montre plus difficile, et ne consent à inscrire au nombre de ses médicaments, que les substances qui, au préalable, ont été soumises à l'expérimentation sur l'homme sain, et qui ont ainsi fait connaître de quelle manière elles affectent l'organisme. En d'autres termes, l'Homœopathie ne met entre les mains des praticiens, que des remèdes dont les effets sur l'homme sont connus, tandis que jusqu'à présent, les médecins n'avaient eu à leur disposition, que des médicaments dont les effets sur l'homme étaient encore à connaître.

Comme évidemment il sauterait aux yeux de tout le monde, qu'entre des médicaments connus et inconnus le choix ne saurait être douteux, et que l'avantage est infailliblement en faveur des premiers, on se garde bien de présenter les médicaments homœopathiques sous leur véritable jour ; on aime mieux ameuter la foule contre eux, sous le prétexte de leur petitesse, de leur exiguité, de leur infinitésimalité.

J'ai écrit en 1838 (*Etudes médicales*, in-8°), et je répète encore aujourd'hui, avec la certitude d'être dans le vrai, que l'Homœopathie laisse chacun parfaitement libre de donner les médicaments, par grains, par onces et par livres. La question des doses intéresse la pratique assurément, mais elle est indépendante du principe. L'Homœopathie n'est pas dans les doses infinitésimales ; elle est avant tout dans sa loi. Toutes les fois que l'homme de l'art attaque, a attaqué ou attaquera un état morbide , par le médicament capable de produire sur l'homme sain un état semblable , il fait , il a fait ou il fera de l'Homœopathie, n'importe la dose, la forme, le poids, la dimension de son remède. Je suppose un état morbide qui trouve son analogue dans les effets connus de la cantharide ; je fais appliquer un vésicatoire, un large vésicatoire ou un vésicatoire de petite dimension, n'importe ; à la condition que la cantharide soit le médicament qui réponde le mieux au rapport de similitude, mon procédé est tout aussi homœopathique qu'un globule de cantharide à la 30ᵉ dilution ; j'ai agi en vertu du principe homœopathique, j'ai fait de l'Homœopathie. D'un autre côté, les doses les plus infinitésimales resteront infinitésimales sans être homœopathiques, si elles n'obéissent pas à la loi de similitude. On ne saurait trop le répéter, toute l'Homœopathie est dans l'homœopathicité du médicament, c'est-à-dire dans la similitude des effets physiologiques du médicament, avec les symptômes de la maladie contre laquelle il est dirigé.

J'insiste sur ce fait, non assurément que je sois tenté le moins du monde de renier les petites doses, les doses infinitésimales , je les agrée au contraire jusqu'au globule inclusivement ; ma pratique est Hahnemannienne , mon expérience personnelle confirme trop bien celle du maître , pour que je veuille en rien m'écarter de ses préceptes, que j'ai toujours trouvés les plus salutaires. Mais je veux établir, ce qui est vrai, que la doctrine médicale homœopathique, n'avait pas besoin, pour se constituer, de ses doses infinitésimales, qu'elle est en dehors d'elles, qu'elle subsisterait sans elles, parce que pour vivre et pour opérer des bienfaits, à la rigueur elle n'a besoin que de sa loi. Donc, attaquer les doses infinitésimales, ce n'est pas attaquer l'Homœopathie , c'est combattre par le raisonnement un fait expérimental ; c'est être absurde et rien de plus.

L'Homœopathie a accepté les doses infinitésimales, parce que l'expérience lui en a fait une obligation ; mais elle ne les a pas imaginées d'avance, elle ne les soupçonnait même pas. C'est chemin faisant qu'elles lui ont été révélées. Sans elles, il faut bien l'avouer, et elle serait la première à le reconnaître, sa marche eût été probablement plus rapide, parce qu'elle aurait moins donné de prise aux quolibets de l'ignorance et aux sophismes des rhéteurs ; mais elle s'est trouvée dans la nécessité , ou de les agréer et de leur donner place dans son enseignement, ou de tronquer la vérité et de diminuer ainsi les bienfaits de sa pratique. Elle n'a point hésité, elle les a adoptées ; c'était son devoir, elle l'a fait. Au lieu de l'en blâmer, il faut l'en remercier. Une partie de la vérité n'est pas la vérité, et c'est la vérité que les médecins et les malades avaient intérêt à connaître.

§

Avant d'aborder l'étude des préparations Hahnemaniennes, j'ai tenu à expliquer, que ces préparations sont à la doctrine homœopathique, dans le rapport de moyen à principe, et non dans un rapport nécessaire , absolu , indispensable ; que Hahnemann pouvait , suivant l'autorité des faits, conclure tout aussi bien aux doses massives qu'aux doses impondérables ; que sa doctrine ne fut jamais sous la dépendance d'une question de balance. Je veux de plus qu'on ait toujours présent à la pensée ce fait primordial, que les doses infinitésimales ne résultent pas d'une conception *à priori,* que nous n'y tenons que parce qu'elles ont, dans la pratique, des avantages réels, marqués, surprenants c'est vrai, mais irrécusables ; et dans ces conditions, j'ose espérer que tout homme raisonnable aura mis de côté ses préventions, pour me prêter une oreille attentive et impartiale.

Etudions donc à présent les médicaments usuels de l'Homœopathie ; il me semble que j'ai mis de mon côté les meilleures chances pour me faire comprendre.

Ces médicaments se présentent à nous sous la forme de triturations, de teintures, de dilutions, et enfin de globules.

Pourquoi ces formes invariables? Parce que la thériaque, avec les mille agents qui entraient dans sa composition, est heureusement loin de nous, et que personne, j'espère, n'est tenté de la ressusciter ; parce qu'il y a toutes sortes d'avantages à employer les médicaments dans leur pureté primitive, tels que Dieu nous les a donnés. Veut-on fractionner, diviser un corps primitivement insoluble, il suffit de le triturer , d'où les triturations. Se propose-t-on de conserver sûrement, sans altération, une substance naturellement soluble, comme le suc d'une plante par exemple, on le dépose dans de l'alcool pur, parce que l'alcool est le véhicule par excellence : le produit de ce mélange est ce qu'on appelle teintures.

Jusqu'ici rien de neuf et rien de plus simple ; au sujet des triturations et des teintures il ne me paraît pas possible d'avoir à se méfier de la plus légère contestation.

Mais les dilutions ! Ah ! les dilutions appartiennent vraiment à Hahnemann, c'est de lui que nous les tenons ; par rang de date, elles ont soulevé les premières oppositions, nous leur devons de nous occuper d'elles d'abord.

Les dilutions telles que Hahnemann les a instituées, étaient pour la science, au moment de leur première apparition, une surprise, un inattendu, un inconnu. Les orgueilleux, les satisfaits d'eux-mêmes ont reculé devant elles, comme ils reculent toujours devant les premiers rayons d'une lumière nouvelle ; mais la science vraie, la science fidèle à son mandat, a tenu une toute autre conduite : Elle a tout simplement étudié les dilutions, prête à les admettre si elles faisaient preuve à ses yeux d'une valeur incontestable, prête à les rejeter si les propriétés dont on les avait douées, étaient fausses ou chimériques.

La science a eu raison d'en agir ainsi, parce que son premier devoir est de n'avoir jamais de parti pris, et que son rôle par excellence est de sonder les inconnus. Pour la science il y a du vrai, il y a du faux, il n'y a pas, il ne doit pas y avoir d'inconnu. Quand un fait nouveau se révèle, elle l'aborde froidement, sévèrement quelques fois, c'est son droit, elle l'examine, et puis elle se prononce, mais jamais elle n'injurie.

Les partisans des dilutions appuyent leur croyance sur l'autorité des faits ; si les antagonistes se croient autorisés à les repousser, qu'ils répondent par des faits ; toute réfutation qui n'appelle à son aide que la moquerie n'est pas scientifique, elle se paye de mots et se condamne par elle-même à une stérilité sans fin. Ils ne comprennent pas, disent-ils, que les dilutions puissent agir, mais personne n'a avancé qu'il s'agit avant tout. de comprendre ; tout le monde répète, il s'agit de voir.

« Où en serions-nous si nous nous mettions à nier tout ce que nous ne pouvons pas expliquer ? » (Arago.)

Et expliquer les dilutions ? quelle nécessité !

Nous sommes médecins, ne l'oublions pas ; ce que nous demandent les malades, ce n'est pas de leur expliquer ni la maladie, ni le médicament, c'est de les guérir. Viennent après, la constatation des faits, les tentatives d'explications, je le veux bien, mais commençons par constater et vérifier. Si les faits sont vrais et que les explications se fassent attendre, j'en prendrai peu de souci. A la première nouvelle qu'une 12°, une 30° dilution peut me rendre service, je commence par l'employer; cette dilution me réussit, je l'adopte. Il est possible qu'en agissant ainsi, j'échappe à la dénomination d'esprit fort; j'attache peu de prix à cette qualification, je me montre médecin consciencieux et soumis à l'expérience; je guéris, ce qui me touche davantage.

En médecine qu'avons-nous à comprendre? Les faits de pratique les plus heureux, ont été de tout temps obtenus par les moyens qui étaient les moins compris. Si j'avais attendu de comprendre la vaccine pour vacciner, j'aurais eu à me reprocher le sort de bien des victimes de la petite vérole ; si j'avais attendu de comprendre l'action du quinquina pour l'employer dans des affections périodiques, je me serais gratuitement privé de grandes satisfactions.

On m'oppose que les dilutions sont des atténuations de la matière médicamenteuse, si alarmantes pour la raison, qu'il est impossible d'admettre qu'elles puissent être douées d'une activité quelconque.

On a tort, la raison de l'homme n'est pas mon criterium : c'est l'expérience.

Dans une école dite rationnelle, et que je trouve, moi, plus raisonneuse que raisonnable, où sur la parole d'un marchand de singes, le précepte fut donné de saupoudrer de sel de cuisine et à profusion, tous les aliments des phthisiques, il me semble pourtant bien que les médecins qui ont, de leurs yeux, vu mille fois les effets sensibles des dilutions, auraient bien quelque droit à être écoutés ; mais ne demandons rien pour nous ; ne combattons que pour la vérité.

La matière est divisible à l'infini, et indestructible. Si loin que vous portiez la division d'une unité médicamenteuse, si grande que soit l'atténuation de la matière, vous pouvez toujours affirmer que vous tenez en main une portion de cette unité ; et qui vous a dit qu'il n'y en avait pas toujours assez pour modifier la vie de l'homme? La vie est un mystère, les lois qui la

régissent ne sont pas moins mystérieuses : Mystère partout.
Les agents qui troublent la santé, sont loin d'être toujours
appréciables par leur quantité, pourquoi exigeriez-vous plus
de matière de la part de l'agent médicamenteux, qui lui,
n'a pas à produire un phénomène tout entier, mais seulement
une impression à faire naître.

« Les substances médicamenteuses peuvent être divisées
en des fractions si petites, que l'imagination de l'homme a
de la peine à les suivre, et pourtant l'observation a constaté
que ces fractions n'en retiennent pas moins la force
médicamenteuse.» (Boerhaave)

« Se laisser prévenir contre un médicament par l'extrême
petitesse de la dose, ce serait oublier qu'il est ici question d'un
effet dynamique, c'est-à-dire d'un effet sur le vivant, et qu'on
ne peut apprécier ni par les livres ni par les grains. Quel est
celui qui a pu déterminer pondérativement, l'arôme ou bien la
quantité d'un virus nécessaire pour produire un effet quelconque : Étendre une substance, est-ce donc constamment
l'affaiblir? Et le liquide qui s'étend, ne peut-il pas devenir
un véhicule, qui développe en elle une propriété nouvelle,
un nouveau mode d'action, plus subtil que celui qu'elle
possédait auparavant.» (Hufeland)

Je pose un moment à l'ombre de ces autorités les dilutions
Hahnemaniennes, et je dis qu'il n'y a pas lieu de se scanda-
liser si fort contr'elles, quand de deux hommes d'une telle valeur, l'un a pu, il y a déjà longtemps, constater les faits qui
leur ont donné naissance, et que l'autre n'a pas craint de
prendre en main leur défense, au moment où elles étaient le
plus vivement attaquées.

Avec la raison, on est hostile aux dilutions, avec un peu
d'érudition seulement, ou avec un respect légitime pour les
grands médecins qui nous ont précédés, on s'incline devant
elles, parce qu'on les voit issues des entrailles mêmes de

l'antiquité la plus respectable. Depuis lors, elles ont fait leur chemin , même en dehors de l'école Hahnemannienne , puisqu'elles en sont venues à s'imposer à ceux-là même, qui par le raisonnement, s'obstinent encore à ne pas admettre les doses infinitésimales.

Exemple : le Dr Noirot dans son *Annuaire de Littérature médicale étrangère*, 1857 , reproduit textuellement un long article de Benj. Bell qui est tout en faveur des dilutions ; j'en extrais les passages qui suivent : « On risque de manquer son but, lorsqu'on administre des médicaments de nature métallique, sans les avoir suffisamment dilués. On doit s'attacher avant tout à faciliter leur entrée dans le torrent circulatoire. Prenons pour exemple le fer : nous savons que la totalité du sang d'un adulte, n'en contient pas plus de 2 gr....... Quand le besoin de l'économie n'en réclame qu'une si petite quantité, n'est-il pas inutile d'administrer des doses énormes de fer? Les préparations ferrugineuses doivent être prescrites à doses minimes et largement diluées. »

M. le Dr Noirot a aussi traduit de l'anglais en 1860, les formules favorites des praticiens américains vivants les plus distingués, recueillies et publiées par le Dr Horace Green, président de la faculté de médecine de New-York. On lit à la page 60 de ce recueil : « Prenez calomel 2 grammes , sucre » blanc 20 grammes ; triturez ces deux substances dans un » mortier pendant 10 à 15 minutes, de manière à les diviser » exactement et à mélanger intimement le calomel et le sucre. » Les médecins qui n'ont jamais essayé cette préparation » seront surpris quand ils verront jusqu'à quel point le broie- » ment et la subdivision du calomel , développent l'énergie » de ses propriétés médicamenteuses ; 35 centigrammes » de cette poudre ne contiennent que 3 centigrammes » et demi de calomel ; cependant cette dose si minime, » prise au moment de se mettre au lit, produit souvent le

6

» lendemain un effet laxatif, sans donner lieu à aucune
» colique. »

*Le broiement et la subdivision développent l'énergie des pro-
priétés !* En faut-il davantage pour légitimer nos triturations ?

On est donc fort mal avisé quand on persiste à trouver les
triturations et les dilutions ridicules, dans le seul but de ridi-
culiser l'Homœopathie. D'un côté il est certain que ces préparations ne constituent pas l'Homœopathie, de l'autre, il est
évident que les unes et les autres sont prônées par d'autres
médecins que ceux qui adhèrent à Hahnemann ; donc s'il était
vrai que les triturations et les dilutions fussent vraiment ridicules, ce ne serait pas l'Homœopathie qui devrait en être le
seul éditeur responsable, les torts devraient être au moins
partagés.

Mais, que les timides se rassurent ; les dilutions pas plus
que les triturations ne sont ridicules ; il n'y a de ridicule que
la manière dont on en parle.

§

On enseigne à l'école pratique de la faculté de médecine
de Paris que chaque goutte d'une première dilution renferme
un centième de grain de la substance, une goutte de la 3me
la millionième partie, et enfin la 30me dilution un novemdécillionième, soit un facteur ayant pour numérateur l'unité
et pour dénominateur 59 zéros. (M. BOUCHUT).

Fausse science que tout cela : arrière le calculateur ! c'est
un médecin qu'il nous faut pour raisonner d'un fait médical, et
le médecin procède tout autrement que par des chiffres. Ces
59 zéros, sont un épouvantail ridicule, sur lequel on compte
pour produire de l'effet, et pour faire peur aux initiés d'un

jour ; mais la tête de Méduse a fait son temps et les 59 zéros n'ont pas hérité longtemps de ses tristes priviléges. Cent fois ils ont été reproduits dans des pamphlets indignes, et cent fois avec les pamphlets, ils ont été oubliés. Puissent-ils ne plus revenir en mémoire ; ils offensent le bon sens et ne signifient rien que la pauvreté de ceux qui mettent encore en eux quelque espérance.

J'accepte la 30me dilution parce que l'expérience m'y oblige ; je repousse le novemdécillionième, parce que je suis un être raisonnable. Avec la 30me dilution j'obtiens tous les jours des effets curatifs plus marqués qu'avec la 1re dilution ; or, si la 30me dilution était un novemdécillionième d'une quantité quelconque, j'aurais obtenu *le plus* avec *le moins*, ce qui ne peut pas être.

Tous ces noms barbares de millionièmes, de décillionièmes etc., sont bien placés dans la bouche de ceux qui condamnen l'Homœopathie sans l'avoir étudiée, ni théoriquement ni pratiquement, et qui n'ont d'autre but que de la tourner en ridicule, mais il y a longtemps que les médecins sensés les ont rayés de leur vocabulaire. Qu'on me permette de rappeler ici ce que j'écrivais en 1838 (*Etudes médicales*, p. 52). On verra que la guerre que je fais aux dénominations arithmétiques ne date pas d'hier :

« Ces dénominations arithmétiques ont trop longtemps et
» avec raison, appelé sur les lèvres le sourire de l'incrédulité ;
» nous protestons hautement contre elles, et nous faisons le
» vœu qu'elles ne se trouvent plus sous la plume des médecins ;
» elles sont mensongères, et puis elles prêtent trop aisément
» à la critique qui, rebutée par des mots, refuse de remonter
» jusqu'à la chose et d'en sonder la profondeur.

» Hahnemann prend une goutte de suc d'aconit qu'il
» mélange, agite, secoue successivement dans trente fois cent
» gouttes d'alcool, et il administre par gouttes à ses malades,

» cette trentième dilution, cela est vrai ; mais cette trentième
» dilution est toute autre chose que la décillionième partie d'une
» goutte de suc d'aconit. La décillionième partie d'une quantité
» quelconque, ne peut produire , en tout cas, que le décillio-
» nième d'action de la première quantité ; or, avec la trentième
» dilution on obtient un effet plus grand ou un effet différent
» qu'avec la goutte pure ; donc il n'y a pas eu simplement atté-
» nuation, division de la substance primitive ; c'est impossible;
» avec *le moins* on obtiendrait *le plus*, langage insensé qu'on a
» voulu faire tenir aux médecins homœopathes mais qu'ils
» n'ont jamais tenu. Il est vrai de dire, qu'en raison du mode
» de préparation, on a obtenu quelque chose de nouveau,
» d'inconnu qui ressort bien de la substance brute, mais qui
» n'a de rapport avec elle qu'une dénomination commune.

» Que l'on cesse donc de préjuger l'action des médicaments
» homœopathiques, par l'action connue de ces mêmes médi-
» caments à l'état brut. Un grain de silice, à la sixième dilution
» est quelque chose autre qu'un sexillionième de grain de
» silice ; ce sont deux agents différents, et de ce que l'un n'a
» aucune activité, il ne s'ensuit pas que l'autre soit également
» inactif. Prétendre produire avec une fraction plus qu'on ne
» peut obtenir du tout, serait absurde , mais produire plus
» avec un autre moyen, cela n'a rien d'absurde ni rien d'im-
» possible. »

Non, les dilutions ne sont pas des divisions et des subdivi-
sions infinitésimales. Il faut renoncer à faire reculer personne
avec les novemdécillionièmes ; tout le monde sait que ce sont
là des mots vides de sens ; les dilutions constituent des agents
nouveaux, qui sont une découverte de Hahnemann et une
admirable découverte, d'une valeur surprenante et réelle, pour
tous ceux qui ont pris la peine de s'en assurer.

Pourquoi constituent-elles des agents nouveaux ? Je l'ignore
je l'avoue humblement, mais cela est, je l'affirme, parce que

je l'ai vu, et que l'ayant revu un nombre de fois que je ne puis plus compter, je suis bien sûr de ne pas m'être trompé.

Je pourrais bien me donner à moi-même le luxe de certaines explications qui, peut-être, serviraient à faire comprendre comment je me rends compte de ce fait constant, irrécusable, que les substances médicamenteuses, soumises à des frottements ou à des secousses réitérées, acquièrent, par cela même, et des propriétés nouvelles, et des propriétés plus étendues que celles qu'elles manifestaient à l'état brut ; je pourrais appuyer de certains raisonnements, qui ne manqueraient pas de vraisemblance, l'action plus subtile et plus curative des dilutions, mais tout ceci est du domaine des hypothèses, et j'ai pris la plume uniquement pour défendre des faits.

Le fait est positif, les dilutions agissent efficacement. Pour ou contre, il n'y a qu'un juge compétent qui puisse prononcer un arrêt : l'expérience. C'est après l'avoir sérieusement consultée, que nous nous sommes soumis à ses exigences, tandis que nos antagonistes se sont révoltés contre elle sans jamais l'avoir interrogée.

§

Les dilutions homœopathiques ne contiennent pas la moindre trace des principes médicamenteux !

On l'a avancé par ignorance, et on l'a affirmé avec conviction, parce que, de cette affirmation on a cru fournir la preuve, en soutenant que l'analyse ne révèle rien de la présence des médicaments.

Eh ! quand même l'analyse s'obstinerait indéfiniment à se taire, sur la présence des principes médicamenteux dans nos dilutions, on ne serait pas en droit de conclure logiquement,

et pratiquement encore moins, à leur impuissance de rien produire. Sur la pointe de ma lancette avec laquelle je vaccine,
l'analyse ne trouve rien, et moi j'y trouve le moyen de préserver
de la petite vérole ; dans la bave du chien enragé, l'analyse ne
trouve rien, et moi, j'y trouve la mort.

Le lecteur se souvient-il du fait exposé par M. Bouchardat à
l'Académie des sciences ? (24 et 31 juillet 1843) un milligramme
d'iodure de mercure, dissout dans vingt litres d'eau a suffi pour
tuer, en quelques secondes, les poissons que l'on a plongés dans
cette dissolution, et dans cette dissolution la proportion de sel
mercuriel était tellement faible, (un vingt millième) qu'elle a
échappé aux réactifs chimiques les plus sensibles. La mort
ne s'en est pas moins suivie, et quelle a pu être la quantité
d'iodure de mercure, absorbée en quelques secondes !

Après avoir écouté ce fait avec la sérieuse attention dont il
était digne, et en le consignant dans ses archives, l'Académie
des sciences a pu concevoir de l'étonnement, car le fait révélait
un inattendu, un inconnu ; mais elle n'a dit nulle part : puisque
la chimie n'a point révélé la présence de l'iodure de mercure
dans ce liquide, c'est que l'iodure de mercure n'existait pas,
ce qui eût été la reproduction exacte du langage que l'on
tient à l'égard de nos dilutions. L'Académie a accepté le fait,
parce qu'il lui était présenté par un homme compétent à tous
égards, et surtout, ce que je veux faire ressortir, l'Académie
n'a pas songé un seul instant à s'inscrire en faux contre le fait
de la mort des poissons, parce que les réactifs chimiques
n'avaient pas révélé la présence de l'agent toxique. Ah ! c'est
que l'Académie des sciences, connaît mieux que personne,
l'action grossière et limitée des réactifs chimiques, et qu'elle ne
demande pas à la matière, jusques où elle doit aller pour accepter ou récuser un fait. Ce que l'Académie des sciences ne fait
pas, ou n'a pas fait, nous le ferions, nous, médecins, qui avons
à notre disposition un réactif bien autrement puissant que tous

les réactifs chimiques : la vie. C'est la vie qu'il nous faut interroger, car après tout, c'est avec elle qu'il nous faut compter.
La vie attaquée par nos dilutions, répond par des modifications
manifestes ; donc, pour le médecin , il n'est nul besoin de
chercher ailleurs des éléments de conviction sur la présence
du médicament ; l'observation et l'expérience lui ont suffisamment révélé ce qu'il doit croire et affirmer ; par ce qu'il
a constaté chez l'homme, il peut et il doit affirmer les effets
sensibles des dilutions.

Qu'il y ait ou non possibilité de constater, à l'aide de réactifs,
la présence du médicament dans nos dilutions, peu m'importe,
je ne suis pas chimiste, je n'ai pas à défendre l'honneur ou les
intérêts de la chimie ; je suis médecin, j'ai à m'occuper de soulager et de guérir; les dilutions manifestent évidemment une
efficacité qui répond à mes besoins, je les accepte *quand même*.

Ce *quand même* n'est pas une hardiesse, car il n'est pas aussi
vrai qu'on a bien voulu le dire, que les substances médicamenteuses soient insaisissables dans les dilutions Hahnemanniennes.
Avec Hahnemann on court le risque de ne pas être compris,
parce qu'on devance son époque, mais jamais on n'insulte au
progrès, parce que le progrès vient toujours lui donner raison.

Grâce au nouveau procédé d'analyse, au moyen du spectre
solaire, admirable découverte de MM. Bunsen et Kirchhoff,
chimistes allemands, on ne peut plus arguer contre l'Homœopathie de l'impossibilité où on supposait qu'elle était de sou-
mettre ses remèdes au contrôle de l'analyse. Le Dr Ozanam,
avec un empressement digne d'éloges, s'est livré à des expériences précieuses et couronnées de merveilleux résultats.
Son travail doit être lu dans l'*Art médical*, (janvier et février
1862), il perdrait trop à être donné en raccourci. Je ne veux en
tirer que cette affirmation de notre honorable confrère : « La
substance est constatée en nature jusqu'à la neuvième
dilution. » (Janvier, p. 74).

En nature jusqu'à la neuvième dilution ! C'est énorme, c'est plus qu'on ne pouvait le supposer. Serait-on tenté de nous abandonner à ce chiffre, parce que au delà l'analyse cesse de nous être favorable, mais on aurait grandement tort ; qu'on se souvienne du passé, et qu'on n'engage pas l'avenir. L'analyse se prononce aujourd'hui, autrement qu'elle ne se prononçait avant MM. Bunsen et Kirchhoff ; qui sait comment elle se prononcera demain? Prenons connaissance de ses décisions, je le veux bien, mais ne consentons jamais à devenir ses esclaves : notre unique maître c'est l'expérience, je ne saurais trop le répéter; or, l'expérience nous révèle chaque fois, la puissance d'action contenue dans les dilutions ; donc il faut l'admettre, à moins de donner gratuitement un démenti à l'expérience; et donner gratuitement un démenti à l'expérience, quel médecin digne de ce nom l'oserait ?

§

L'esprit de l'homme a beau se révolter à l'idée que des substances, portées à un degré de division tel qu'il échappe presque au calcul et que l'imagination peut difficilement le concevoir, puissent encore impressionner nos organes et modifier leur vitalité.

Il faut pourtant bien que l'esprit se fasse à cette vérité, car il ne dépend de personne d'empêcher que cela ne soit.

Tous les corps de la nature peuvent se présenter à nous à l'état subtil, aussi bien qu'à l'état solide, liquide ou gazeux. L'état subtil des corps est aujourd'hui admis par les physiciens, les chimistes, les astronomes. Pourquoi les médecins seraient-ils plus réfractaires ou se refuseraient-ils plus longtemps à admettre le médicament à l'état subtil ? On explique bien la lumière, par les vibrations d'un agent à l'état subtil ; pourquoi le médicament à l'état subtil, ne déploierait-il pas son activité, avec d'autant plus d'énergie qu'il est moins enveloppé par la masse?

D'ailleurs nous n'avons qu'à jeter les yeux autour de nous, pour apprendre, si nous ne le savons déjà, que des imperceptibles, des impondérables, des infiniment petits, donnent sûrement la vie, la mort, la maladie ; il serait bien étonnant qu'il n'y eût que la santé qu'ils ne pussent pas donner.

Les imperceptibles donnent la vie : un globule aqueux spermatisé, contenant deux billionième de grain de semence, opère une fécondation. (SPALLANZANI)

Les imperceptibles donnent la mort : Un millième de grain du venin de la vipère, introduit immédiatement dans un muscle, suffit pour tuer un moineau (FONTANA); les effets de la piqûre de la vipère, sont visibles au bout de quinze à vingt secondes : Celles du *Boiquira* donnent la mort en moins de huit minutes (FONTANA) ; les préparations arsenicales à la dilution d'un millième, empoisonnent les végétaux ; toutes les émanations telluriques ou marécageuses donnent souvent la mort à l'homme (1).

Les imperceptibles donnent la maladie : La présence de fleurs odoriférantes dans les appartements, a produit des céphalalgies, des vertiges , des syncopes, des vomissements, un état de somnolence (MICHEL LÉVY, *Hyg.*, tom. I, p. 630), un

---

(1) On lit dans l'*Opinion nationale* du 19 mai 1864 :

La dame C.. demeurant rue des Trois-Moulins avait reçu avant hier la visite d'une de ses amies, habitant la campagne, et qui connaissant son goût pour les fleurs lui avait apporté des muguets ; elle plaça provisoirement ces fleurs dans un grand pot qui se trouvait dans un cabinet où couchait sa petite fille agée de six ans, le soir on oublia de retirer les fleurs, hier matin la pauvre enfant avait succombé à l'asphyxie.

trentième de grain par jour d'iodure de potassium a produit, chez certains sujets, des accidents iodiques parfois très-accusés. (RILLIET)

Puisque des doses infinitésimales d'agents si divers, donnent sûrement la vie, la mort ou la maladie, pourquoi *à priori* déclarerait-on ces mêmes doses incapables de donner la santé. Elles la donnent, grand Dieu ! Il faut être bien aveuglé par la passion, pour faire un crime à Hahnemann de ses dilutions, quand tous les jours, on est témoin de guérisons obtenues par des doses de médicaments aussi infiniment petites que les plus petites doses Hahnemanniennes.

« On ne croyait guère probable que 6 milligrammes d'iode fussent susceptibles d'empoisonner, comme on ignorait probablement aussi, que l'*on guérissait très-rapidement les goîtres avec l'iodure de potassium à la dose de 0,07 à 0,10 centigrammes donné dans l'espace d'un mois à six semaines.* Tels sont cependant les résultats proclamés par les médecins de Genève et dont ils pourraient citer des centaines d'exemples.»

(Bulletin de l'Acad. Imp. de Méd. de Paris, tom. XXV, pag. 389, sur l'iodisme constitutionnel, par M. Rilliet, de Genève, rapport de M. Trousseau).

« Le célèbre collaborateur de M. Dumas, le Dr Prévost a constaté les fâcheux effets de l'iode *à la dose d'un septième de grain* (pas tout à fait sept dix milligrammes) par jour, chez des goîtreux, et chez lesquels *la diminution de goître avait eu lieu très-rapidement.* » (TROUSSEAU, *eod. loco.* Page 390.)

Le Bulletin de Thérapeutique (30 janvier 1857) rapporte des guérisons de vomissements chez des femmes enceintes, par des gouttes d'un liquide, dont chaque goutte contient 0,0018, dix huit dix millièmes d'iode.

Est-ce d'aujourd'hui qu'on prescrit en médecine les eaux minérales et qu'on en proclame les bienfaits ? Eh bien ! n'est-il pas vrai que ces eaux doivent leurs propriétés, leur action particulière et salutaire, non à des doses excessives mais à des principes infiniment dilués ?

Jamais l'hydrologie médicale ne fut mieux étudiée qu'en ce moment ; on vient d'élever en son honneur un vrai monument qui se recommande par la collaboration multiple de deux médecins, d'un pharmacien et d'un ingénieur. Ce monument, c'est le *Dictionnaire général des eaux minérales* ; j'ouvre ce dictionnaire au tome Ier, p. 573, et je lis : « En boisson, les » Eaux-Bonnes se prescrivent ordinairement à très-faible dose » d'abord, une ou deux cuillerées à soupe par exemple. »

Voici la composition que la chimie assigne aux Eaux-Bonnes (FILHOL, 1859) : sulfure de sodium, 0,0210 ; sulfure de calcium, traces ; sulfate de potasse, de soude, de magnésie, traces ; iode, traces ; fer probablement à l'état de sulfure, traces, *traces* toujours, et de cette eau on prend une ou deux cuillerées à soupe !

Ce qui m'étonne, ce n'est pas qu'on en soit venu à cette dose infinitésimale ; l'expérience l'a voulu ainsi et il est fort heureux qu'on ne repousse pas, toujours et partout, les leçons de l'expérience ; mais qu'on puisse, de la même main, écrire de pareilles prescriptions et porter des coups aux doses homœopathiques, en vérité c'est désespérant à constater ; et comment ne pas s'affliger de voir des hommes de valeur tomber dans de pareilles contradictions !

Au Mont-Dore, l'agent médicamenteux par excellence existe dans la proportion de la deuxième dilution.

Et les granules dont nous avons vu étaler les merveilles aux yeux de monsieur le président de l'Académie de médecine ! Et le lait médicamenteux qui, sous le patronage de l'Académie, a donné lieu à Paris et en province à de si nombreuses spéculations, etc., etc., etc.

Que prouvent toutes ces innovations? innovations renouvelées des Grecs, pour la dernière au moins c'est constant, que prouvent-elles? si ce n'est l'action reconnue des imperceptibles, des impondérables, des infiniment petits.

§

Après les dilutions vient le globule, qui représente une por- tion minime, infiniment petite de la dilution.

Devant le globule, ma raison s'étonne, ma langue balbutie, et si ce n'était encore l'expérience qui me l'impose, j'hésiterais à le recommander ; mais je constate tous les jours, à chaque heure du jour, l'efficacité du globule médicamenteux ; et devant les faits, ma raison s'humilie parce qu'elle ne se reconnaît pas le droit de dire à rien : tu n'iras pas plus loin. En s'hu- miliant, ma raison s'éclaire, et si les paroles me manquent, je me confie aux choses qui parleront assez d'elles-mêmes.

L'action du globule est un fait qui contrarie nos habitudes, mais elle n'est pas un de ces faits auxquels on ne puisse assi- gner aucune des causes connues : les propriétés de la matière, que l'on fait divisible à l'infini, peuvent déjà très-bien l'expli- quer. Ce fait ne surpasse pas toute cause créée, et de plus, il trouve son analogue dans mille faits aussi surprenants ou plus surprenants encore, qui se passent journellement sous nos yeux, et sur lesquels nous avons le tort de ne pas nous appesantir assez.

Il est deux mondes extrêmes qui sont également l'œuvre de Dieu ; le monde de l'infiniment grand, le monde de l'infini- ment petit, et les merveilles de ce dernier, qui ne sont pas les moins multipliées, nous étonnent toujours parce que nous n'avons pas su nous familiariser avec elles.

Il fut à Tours, ce sont MM. Trousseau et Pidoux qui ont bien voulu nous en conserver le souvenir (tom. I, p. 639), un pharmacien nommé Ducoudray, qui était pris d'un accès d'asthme, toutes les fois qu'on ouvrait, dans son officine, le flacon renfermant l'ipecacuanha en poudre.

Le fait méritait bien en effet d'être conté, mais tout curieux qu'il est, il n'est pas le seul : les pharmaciens sensitives, comme M. Ducoudray, ne sont pas aussi rares qu'on pourrait le croire généralement ; j'en ai connu un qui se montrait tout aussi sensible encore, à l'action de l'ipécacuanha ; il n'était pas asthmatique, lui, mais il était pris de vomissements incoërcibles ; ce qui prouve, en passant, que nous ne nous éloignons pas de la vérité, quand nous consignons, dans notre matière médicale, les troubles de respiration et de digestion que l'ipécacuanha est si apte à produire.

Mais, revenons à l'histoire de M. Ducoudray pour en retirer tout l'enseignement qu'elle comporte ; j'y tiens d'autant plus qu'elle m'est fournie par des hommes qui ont fait leurs preuves contre l'Homœopathie, et qui en conséquence ne seront pas accusés, par nos antagonistes, d'avoir comme nous, des écailles devant les yeux.

L'officine de M. Ducoudray était-elle grande ou petite ? La question de dimension a ici sa valeur, car, à moins d'imaginer dans l'air, une ligne droite qui aurait été le chemin le plus court, du flacon d'ipécacuanha à M. Ducoudray, et qu'aurait inévitablement suivi l'atome impondérable qui se dégageait du flacon *toutes les fois qu'on l'ouvrait*, il faut bien admettre que c'est par l'atmosphère, que l'ipécacuanha influençait si fâcheusement sa victime. L'atmosphère, avait donc dilué, quoi ? un impondérable, un insaisissable, et cet insaisissable se trouvait ainsi dilué, sans frottements, sans secousses, sans le broiement de M. Horace Green, qui *développe l'énergie des propriétés médicamenteuses*.

Ah ! de quel imperceptible merveilleux MM. Trousseau et Pidoux nous ont conservé le souvenir ! Quelle dilution mille

fois plus étonnante que toutes les dilutions Hahnemanniennes !
il ne reste plus qu'à la chiffrer, nos savants calculateurs ont
ici de la marge, ils peuvent se développer ; pour abréger la
besogne je leur rends les 59 zéros qu'ils nous ont donnés,
c'est un appoint.

Le globule au moins, si petit qu'il soit, nous le touchons,
nous le voyons, nous l'ajoutons à volonté à un autre, à deux
autres, et nous arrivons ainsi à un tout, infiniment petit c'est
vrai, mais enfin à un tout qui tombe au moins sous les sens ;
tandis que personne, pas même M. Ducoudray, n'a jamais vu
la portion d'ipécacuanha qui se dégageait du flacon, qui était
diluée par l'atmosphère, et qui se révélait par la souffrance.

Nous n'en sommes plus aux infiniment petits, nous avons
constaté l'action des invisibles, sur l'autorité de MM. Trousseau
et Pidoux suivis de plusieurs autres.

« Qu'est-ce que les influences épidémiques ? quelque chose
» qu'avec nos sens, nos microscopes, nos réactifs, nous ne
» pouvons saisir, que nous sommes réduits à nommer par des
» mots vagues, qui laissent entendre plus que nous ne pouvons
» concevoir, par des mots jetés dans l'inconnu, un *miasme*,
» une *influence*, un *je ne sais quoi* qui ne se révèle à nous que par
» le mal qu'il nous fait et dont le seul réactif est notre vie ; le
» ciel est bleu comme par les plus beaux jours ; les vents sont
» doux comme des zéphirs ; l'air analysé par les plus savantes
» mains, n'offre aucun changement dans les éléments ordi-
» naires, c'est partout 79 azote et 21 oxigène ; le sol est frais
» sous nos pieds ; tout est riant dans la nature, la fleur con-
» tinue à s'épanouir, les feuilles à verdir ; l'oiseau chante,
» tous les animaux s'ébattent dans la plaine et sur les monts ;
» l'homme seul meurt en ces temps d'épidémie, et par la mort
» il atteste que ce beau ciel, ce beau jour, cette belle nature
» sont pour lui un ciel, un jour, une nature empoisonnés. »

Je n'eusse pas aussi bien dit et c'est pourquoi j'ai cédé la parole à l'honorable directeur du jardin d'acclimatation de Paris, le Dr Rufz, qui est toujours fort agréable à entendre, excepté quand il lui plaît de faire à l'Homœopathie le singulier reproche d'être née d'hier. Eh ! assurément il est fâcheux que l'Homœopathie ne soit pas née plus tôt ; nous sommes les premiers à nous en plaindre, mais est-il bien sérieux de perdre son temps à demander à une vérité son extrait de naissance, quand il importe uniquement d'en apprécier la valeur et de la faire prospérer et grandir.

§

Le globule peut agir puisqu'il agit ; ce ne sera pas la première fois qu'on aura dit : cela est possible puisque cela est ; mais après la question de possibilité se présente celle du fait.

En vérité, les globules ont-ils jamais guéri.

Pour opérer une guérison, la science est nécessaire ; pour la constater, la science est inuti'e, le bon sens suffit.

Un homme a de la fièvre, la peau sèche et chaude, il tousse, il accuse, dans un des côtés de la poitrine, une douleur d'élancement qui est aggravée à chaque mouvement d'inspiration ; il crache avec peine et ses crachats sont rouillés ; ce sont bien là les symptômes d'une phlegmasie aiguë de l'organe pulmonaire ; il n'y a pas de garde-malades qui ne puisse porter ce diagnostic. Cet homme prend quelques globules d'*aconit ;* quelques heures après quelques globules de *bryone ;* la peau se couvre de sueur, la fièvre tombe, la toux cesse, la douleur de côté s'efface, les crachats deviennent blancs, muqueux ; le malade passe enfin de l'état de maladie à l'état de santé, tout différemment, c'est-à-dire plus vite et plus simplement, que s'il avait été abandonné à la marche naturelle de la maladie.

C'est une guérison , et une guérison qui se reproduira autant de fois que cet état morbide se représentera le même et qu'il sera combattu de la même façon.

De quoi se compose cette guérison? de deux faits sensibles, extérieurs, qui parlent aux sens de chacun ; la maladie et la disparition de la maladie.

Ces deux faits se sont-ils succédés? Il est impossible de dire non ; mais ces deux faits sont reliés entr'eux par un mouvement unique qui a été imprimé par le globule. Sans ce mouvement, ils ne se seraient pas succédés exactement comme ils l'ont fait; or ils se sont succédés ainsi et pas autrement, donc il faut conclure à la réalité, à l'efficacité du mouvement, c'est-à-dire du globule. Le syllogisme me paraît irréprochable.

N'avais-je pas raison tout-à-l'heure d'en appeler à tout le monde? Est-ce que les deux faits dont se compose la guérison, la maladie et la disparition de la maladie, ne sont pas des faits sensibles extérieurs? et sur la succession de ces deux faits, quiconque a des yeux pour voir ne peut-il pas se prononcer, l'ignorant comme le savant. A qui persuadera-t-on que les malades eux-mêmes ne puissent pas apprécier sainement ce qui se passe chez eux, dans leur for intérieur ; comment leur refuser le droit de comparer la durée des maladies, de peser leurs angoisses et de compter les terminaisons?

Eh bien! l'Homœopathie a ses malades, et dans le nombre, il en est qui sont fidèles à ses prescriptions, depuis plus de trente ans ; qu'on les interroge, ils répondront tous qu'ils ont mesuré, pesé, comparé les résultats de la science nouvelle, et que leur foi lui est acquise ; ce témoignage a bien sa valeur, et ne pas en tenir compte, c'est une folie.

Sur le *comment* de la guérison, un autre témoignage que celui des malades est nécessaire sans doute ; celui des médecins. Si les deux faits, la maladie et la disparition de la maladie, étaient sensibles et extérieurs , le mouvement qui les a reliés entr'eux ne l'était pas, et pour apprécier la valeur de ce mouvement, ou du globule qui le représente, il faut en appeler aux médecins, je le concède. Mais à quels médecins faudra-t-il s'adresser pour avoir un jugement raisonnable ; à ceux qui ont vu ou à ceux qui n'ont pas vu? Les uns sont homœopathes, les autres ne le sont pas; je m'adresse aux premiers, les seuls *compétents*, et tous exaltent si haut la thérapeutique homœopathique, qu'ils bravent tout pour lui rester fidèles. Il n'est pas d'exemple qu'un médecin ait étudié et pratiqué l'Homœopathie quelque temps , et qu'il l'ait ensuite abandonnée pour revenir aux anciens errements.

Que si le témoignage des médecins homœopathes est récusé par le reste des médecins, c'est au mépris de toute justice, c'est au grand scandale de la conscience publique ; ils n'ont aucun droit pour nous mépriser, aucune raison pour enlever tout crédit à notre parole, comme ils cherchent constamment à y parvenir par des dénégations ou par des calomnies.

Les médecins homœopathes couvrent aujourd'hui le monde; partout dans les deux hémisphères ils ont gagné leurs lettres de naturalisation ; partout ils sont unanimes à traiter leurs malades par la méthode homœopathique, et si c'était folie ou jonglerie de leur part, il faudrait admettre que tous ces hommes, qui ne se sont jamais vus pour la plupart, qui sont partis de points différents et qui sont de taille à se mesurer avec leurs antagonistes, se fussent donné le mot pour avoir, en même temps et tous ensemble, le cœur dépravé et la tête en délire.

Se débatte qui voudra contre cette supposition, pour moi je l'abandonne à son malheureux sort, et franchement je ne la crois pas destinée à un grand avenir.

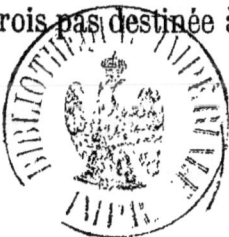

§

En résumé, Hahnemann avait établi la loi thérapeutique et il l'avait vérifiée par des faits cliniques, avec des médicaments homœopathiques à doses ordinaires. Pour s'en convaincre il suffit de lire son mémoire de 1796 ayant pour titre : *Essai sur un nouveau principe pour découvrir les vertus curatives des substances médicamenteuses.*

Ses doses infinitésimales ne sont venues qu'après, et comme sa loi, elles sont le fruit exclusif de l'observation et de l'expérience.

A leur occasion toute discussion est condamnable, parce qu'il n'y a pas de discussion, si habile qu'on la suppose, qui puisse amener un résultat sérieux : le procédé purement expérimental a conduit à leur découverte, le procédé purement expérimental peut seul en déterminer la valeur.

On nous oppose des raisonnements et les raisonnements sont inutiles ; des dénégations, c'est hardi mais c'est insoutenable.

Les doses infinitésimales, constituent une vérité nouvelle, et une vérité d'une haute importance, puisque, dans un cas donné, de son acceptation ou de son refus de la part des médecins, peut dépendre la vie d'un homme.

Il n'y a qu'une médecine sans entrailles qui puisse, quand l'humanité crie au secours, se complaire les bras croisés, dans une froide inaction.

Nous, médecins homœopathes, nous tenons à honneur de nous montrer pénétrés de l'esprit expérimental de notre maître, et de n'avoir en médecine, d'autre logique que la logique des faits.

C'est un fait que l'action curative des doses infinitésimales quand on les applique suivant la loi de similitude.

Interrogée chaque jour à leur sujet, l'expérience répond chaque jour affirmativement.

En les défendant, nous avons pour nous la science et la vérité.

CHAPITRE V.

DU PASSÉ DE L'HOMŒOPATHIE.

SOMMAIRE. — Hahnemann soulève contre lui une opposition passionnée. Il est méconnu, calomnié, poursuivi. Il est sauvé par le duc d'Anhalt-Kœthen. Il a pour consolations ses succès et ses disciples.

Un demi-siècle et plus s'est écoulé, depuis le moment où, par *l'Organon*, l'Homœopathie a fait son entrée dans le monde.

Quel accueil lui a été fait : celui qui est réservé à toute vérité. L'histoire est là pour répondre à tous ceux qui seraient encore à apprendre, par quelles épreuves doivent nécessairement passer, tous ceux qui ont le douloureux privilége de servir les intérêts ou la gloire de l'humanité.

Hahnemann avait bâti sur le roc ; en raison du choix exquis de ses matériaux, et en raison surtout de la durée qu'il assurait à son édifice, le vent a soufflé sur lui avec une désolante impétuosité.

Son crime a été de sortir de l'ornière, et d'avoir, libéralement et sans condition, donné à pleines mains au monde étonné, les plus admirables, les plus utiles, les plus consolantes, les plus complètes découvertes.

Ces découvertes sont aujourd'hui connues de mon lecteur. Elles consistent : 1° à baser le traitement des maladies sur la connaissance exacte, approfondie des médicaments ; 2° à fixer la thérapeutique, par une loi fixe, invariable, qui empêche définitivement que désormais, la vie des hommes ne soit livrée aux caprices ou aux inspirations du premier fantaisiste venu ; 3° à rendre la médication plus prompte, plus douce, et plus sûre, par les doses infinitésimales.

Rien n'a manqué à l'œuvre de Hahnemann, pour s'élever au premier rang des œuvres que l'homme de génie puisse accomplir, ni l'excellence du but, ni la fécondité des résultats, ni les souffrances endurées pour son couronnement.

Cette dernière condition a même été remplie surabondamment.

Dans une bataille d'un jour, on honore le combattant et c'est justice ; Hahnemann a combattu toute sa vie et quels combats ! Jusqu'à l'âge de 87 ans il a eu à se défendre, contre les perfidies de l'orgueil, contre la bassesse des envieux, contre les violences du parti pris, contre la rage effrénée des intérêts matériels froissés ou compromis. Pour la douleur de quelques jours consacrés à la lutte engagée en faveur d'une bonne cause, on ne tarit pas d'éloges et de reconnaissance, et Hahnemann ! qu'a-t-il donc fait en se vouant à l'expérimentation des médicaments ? Il a résolument et toute sa vie affronté la souffrance, obscurément, dans le silence du cabinet, loin du regard des hommes. L'étude sans repos, le travail sans frein, la perte de tout loisir, les privations de tout genre, ne l'élevaient ni assez vite ni assez haut, tant avait d'exigences le but élevé qu'il voulait atteindre ; il imagina de se donner tout entier pour qu'il lui fût donné à son tour de connaître les effets des médicaments. Médecin, il se sacrifia pour ses malades, tandis que jusqu'à lui, on n'avait jamais vu que des malades sacrifiés aux médecins dans des expérimentations sans fin ou sans résultats.

Engagé, par dévouement, dans la voie expérimentale, il l'a parcourue à ses risques et périls, sans faiblesse, mais non sans dangers : J'ai appris en Allemagne , que dans le début , il avait souvent payé de cruelles souffrances, le fruit de ses expérimentations ; et, qui pourrait s'en étonner, quand il recourait de préférence aux médicaments les plus énergiques, avant d'avoir appris à les manier sans périls. La Providence a permis que Hahnemann ait échappé à tous les dangers, mais l'expérimentation pure compte ses victimes et ce devrait être une raison au moins, pour lui épargner un insolent dédain.

L'immense opposition que Hahnemann soulève contre lui, s'explique tout naturellement par l'étrangeté et la grandeur de l'Homœopathie; mais ce que l'on a plus de peine à comprendre, ce qui malheureusement est vrai, c'est que les mauvaises passions se sont déchaînées contre lui avec une fureur exceptionnelle. Quand même il eût été dans l'erreur, Hahnemann n'en était pas moins un médecin distingué, laborieux, érudit, bien intentionné. Qu'on eût cherché à le combattre avec une vigueur proportionnelle à l'attaque, qu'on eût essayé de le convaincre, de le ramener, de répondre à ses faits par des faits contradictoires, au lieu de nous en plaindre, nous l'eussions trouvé tout naturel ; que le scepticisme aux abois eût réchauffé de vieilles croyances, pour lutter contre l'envahissement du réformateur; que certaines malices n'eussent pas été épargnées, pour faire descendre au dernier rang celui qui méritait si bien de figurer au premier , il n'y aurait eu là rien qui dût nous étonner, après une notion suffisante de l'histoire de la médecine et des médecins ; mais encore une fois pourquoi faut-il que le débordement ait toujours été extrême ?

Si l'intelligence de Hahnemann avait été dévoyée, dans l'œuvre de géant qu'il avait entreprise, une chose encore aurait dû le sauver du mépris des hommes, c'était son noble cœur ; eh bien ! c'est de ce côté que les coups les plus terribles lui ont

été portés. O ingratitude ! il n'est pas jusqu'à l'honneur
qu'on n'ait voulu lui ravir ! Le mot de charlatan lui a été jeté à
la face, à lui qui ne voulait que soulager et guérir, à lui qui
avec un désintéressement sans compensation, livrait au monde
entier le secret de ses succès ; et comme si le nom honteux de
charlatan eût été encore trop doux, on l'injuria plus sérieusement, on le traita de paria, et enfin on se mit à le pourchasser
de ville en ville, comme s'il avait été une bête venimeuse dont
il eût fallu se délivrer à tout prix.

Comment se fait-il qu'on ait eu le droit, sans raison, de
troubler à ce point la vie de notre maître. Le voici, je l'ai su
en Allemagne et de la bouche de ses premiers disciples. Hahnemann n'a jamais voulu confier à personne la préparation et
la dispensation de ses remèdes, et il a bien fait. Les pharmaciens lui étaient hostiles ; s'il avait eu la faiblesse ou l'impru-
dence de se reposer sur eux, pour des préparations si délicates,
si neuves alors, et toujours incapables de donner à première
vue, le signe de leur falsification, c'eût été fait de l'Homœopathie ; elle eût été perdue par ceux-là mêmes qui avaient tout
intérêt à l'étouffer à son origine, et qui déjà ne manifestaient
que trop évidemment leurs fâcheuses dispositions.

Or, il arriva ceci : Hahnemann s'obstinant à préparer lui-
même ses remèdes et à les donner à ses malades, sans nulle
intervention, ce qui était contraire à la loi, les pharmaciens
l'attaquèrent souvent en dommages-intérêts, et toujours, la
contravention étant flagrante, Hahnemann fut condamné.
Après les dommages obtenus, renaissaient sans cesse de nouvelles récriminations, et enfin on l'obligeait à quitter la ville
où il avait fixé sa résidence, tant était puissante et fermement
résolue la compagnie des pharmaciens !

Ainsi fut vagabonde forcément la vie de notre maître,
jusqu'au moment où le duc d'Anhalt Kœthen lui offrit un asile
inviolable dans ses États ; asile modeste mais respectable que

j'ai eu la tentation d'aller visiter, et qui est bien capable de faire naître chez tout homme sérieux, de tristes mais sérieuses réflexions.

Quand Hahnemann fut à l'abri, l'acharnement des pharmaciens se retourna contre ses disciples, avec une violence qui se traduisit souvent par des faits inouïs.

A Magdebourg, en 1847, Rummel me disait en réponse à mes lamentations sur les tracasseries auxquelles les médecins homœopathes étaient exposés en France : « Pauvres enfants ! voyez d'ici cette place publique, trois fois mon mobilier y a été vendu, pour payer les amendes auxquelles j'ai été condamné ; trois fois, sans la bonne volonté de mes amis reconnaissants, je n'aurais pas su où me coucher le soir.

On me pardonnera la trivialité du détail, pour ne songer qu'au courage de ces hommes d'élite, qui ont si vaillamment combattu et qui ont tant souffert pour nous apprendre à guérir.

Cependant, la douleur ne fut pas longtemps le partage exclusif de Hahnemann. J'ai laissé entrevoir son martyre, je dois à la vérité de proclamer quelles furent ses joies.

Les succès pratiques, qu'il ambitionnait par dessus tout, dépassèrent d'abord ses espérances : premier sujet de consolation ! car pour une âme d'élite comme la sienne, nul encouragement plus fort, nulle satisfaction plus grande, que la certitude de faire du bien.

Sa renommée grandit avec ses succès ; bientôt se groupèrent autour de lui des médecins qui, séduits par ses principes, raffermis dans leur foi par l'expérience, ne désertèrent jamais le poste d'honneur que leur avait assigné la Providence : celui de vivre avec Hahnemann, dans la plus étroite intimité de travaux et de sacrifices à la vérité.

Ces médecins, hommes de cœur et d'intelligence, on les nomme : Bœnninghausen, Stapff, Gross, Hartmann, Hering,

Wolf, Hartlaub, OEgidi, Mareuzeller, Rummel, Mühlenbein, Jahr, etc., etc., et bien d'autres encore qu'il serait trop long de citer. Tous ont payé de leur personne, soit pour le perfectionnement de l'art, en se dévouant à l'expérimentation des médicaments, soit pour propager et développer les travaux du maître.

Dès 1823, l'*Organon* avait eu les honneurs de plusieurs éditions allemandes. Les *Archives homœopathiques* étaient fondées, et pendant 23 ans, elles ont parcouru une laborieuse et honorable carrière. A côté des *Archives*, la *Gazette générale homœopathique*, qui encore aujourd'hui est pleine de vie, par les soins du Dr V. Meyer de Leipsick, prenait naissance sous la plume féconde de Gross, Hartmann et Rummel et pouvait à peine suffire à l'avidité de nombreux lecteurs.

Ainsi Hahnemann a eu ses consolations. Si d'un côté, il a été méconnu, outragé, persécuté, de l'autre, il a été compris, admiré, soutenu, et avant de mourir, il a pu se rendre ce témoignage bien précieux, que sa vie bien remplie, laissait après elle des traces ineffaçables. Il a cruellement souffert, c'est vrai, mais plus heureux, comme il méritait de l'être, que ces réformateurs vulgaires, qui ont la douleur de survivre à leur triomphe d'un jour, lui, du moins, a eu le privilége de voir rayonner sa gloire, et de confier ses travaux à de fervents et laborieux disciples, qui ne se sont pas montrés indignes de lui.

CHAPITRE VI.

DU PRÉSENT DE L'HOMŒOPATHIE.

—

SOMMAIRE. — L'Homœopathie est aujourd'hui répandue dans le monde entier. Elle est en progrès partout, mais dans des conditions différentes. Protégée en Allemagne, en Espagne, etc., libre en Angleterre, aux États-Unis, etc., elle a, dans tous ces pays, des hôpitaux et des cliniques ; en France, elle est tolérée, et elle ne progresse que par le dévouement des médecins homœopathes. Douleurs et dangers de la position.

—

Les mauvaises passions, qui avaient intérêt à étouffer l'Homœopathie à sa naissance, ne reculèrent pas devant la persécution des personnes, et on se demande avec effroi ce que Hahnemann serait devenu, sans la protection efficace du duc d'Anhalt Kœthen.

Notons ce fait, ce fut un souverain qui le premier sauva l'Homœopathie.

On n'a pas oublié l'épreuve, il ne faut pas oublier non plus comment l'épreuve finit.

Une vérité se défend contre l'erreur, très-bien : pour lutter avec avantage contre son ennemi naturel, elle n'a besoin de personne ; en elle-même elle trouve des ressources suffisantes et au-delà pour triompher ; mais quand le nombre et la force se réunissent pour l'accuser, il est cependant bon et utile qu'un bras puissant vienne à son secours, ne fût-ce que pour assurer autour d'elle la paix, qui est la première condition de son développement.

Mais, n'anticipons pas davantage; nous avons en ce moment à apprécier l'état actuel de l'Homœopathie dans le monde : éclairons le lecteur sur ce point, sans exagération, sans aigreur, avec les seules lumières de la vérité.

L'Homœopathie est aujourd'hui représentée partout, par un grand nombre de personnes qui lui confient exclusivement leur santé, et par une multitude de médecins qui la pratiquent avec conviction ; seulement la position qui lui est faite n'est point la même partout, il s'en faut de beaucoup, et j'ai le regret à exprimer d'avance, qu'en France, cette position est la pire de toutes. La faute n'en est certainement pas aux médecins homœopathes ; ils n'ont manqué ni de courage, ni de talent et ils ont fait par eux-mêmes tout ce qu'il leur était humainement possible ; ils ont impressionné si fortement l'opinion publique, qu'on peut affirmer, sans crainte d'être démenti, que la sympathie générale leur est acquise ; mais il leur a manqué ce que les homœopathes allemands ont eu, la protection ouverte, déclarée, hautement efficace des souverains ; ce dont jouissent les Anglais et les Américains, la liberté.

§

Pour juger de l'Homœopathie autour de nous, allons en Allemagne d'abord. J'y trouve la statue de Hahnemann coulée en bronze et inaugurée sur la place publique avec une grande solennité; c'est d'un bon augure pour l'avenir, c'est une consolation du passé. Je frappe à la porte des hôpitaux et là au moins des voix amies me répondent. Je me souviens encore

avec bonheur de l'émotion dont je fus saisi, quand, sur l'invita-
tion du docteur Fleischmann, médecin en chef de l'hôpital de
Gumpendorf à Vienne, j'apposai ma signature sur le registre de
l'hôpital : Il y a loin de cela, et plus jeune, je nourrissais alors
en mon cœur des espérances qui hélas ! à l'heure qu'il est, ne
sont pas encore prêtes à se réaliser. C'était le premier hôpital
homœopathique que je visitais; il était à Vienne, le plus ancien,
il avait quinze ans de date, c'était en 1847. Le docteur Fleischmann en a gardé la direction jusqu'à ce jour, avec la collaboration du docteur Rothansel ; à Vienne même, a été fondé depuis,
un second service homœopathique, dont Wurm le clinicien
habile est le médecin en chef ; son second est le docteur
Eidher.

Dans le reste des Etats d'Allemagne, bien des hôpitaux sont
encore consacrés à l'Homœopathie. (Voir l'*Annuaire* de
MM. Catellan frères, Paris, 1865.) Bien des cliniques, des
journaux, des revues mensuelles, entretiennent le feu sacré
parmi les médecins, tout en répandant au dehors les bienfaits
de l'instruction réunis à ceux des guérisons. L'Homœopathie
y est honorée de la part du gouvernement et des chambres, qui,
à diverses reprises, ont voté en faveur de la doctrine Hahnemannienne des adresses qui, encore aujourd'hui, nous feraient
envie.

En Angleterre où les médecins homœopathes se multiplient,
en se recrutant parmi les praticiens déjà mûris par l'expérience,
on compte plusieurs hôpitaux (*Annuaire*), des dispensaires si
multipliés, que l'un d'eux a pu être exclusivement consacré au
traitement de la phthisie pulmonaire. Il n'est pas de ville qui
n'ait son institution Hahnemannienne.

En Amérique, soit au nord, soit au sud, sont fondés en
grand nombre des collèges médicaux homœopathiques,
incorporés dans les institutions de l'Etat ; des hôpitaux, des
instituts, des dispensaires, des sociétés, des académies, des

journaux, etc. (*Annuaire*), et le nombre des travailleurs est si considérable, qu'il devient difficile de les suivre tous, dans l'appréciation des médicaments qu'ils proposent tous les jours à notre matière médicale.

En Belgique, l'Homœopathie est si généralement appréciée, qu'il nous a été donné d'entendre au dernier congrès homœopathique tenu à Bruxelles, les paroles les plus bienveillantes de la bouche même de M. le président de l'Académie de médecine de Belgique.

En Espagne (*Annuaire*), en date de 1846, ordre royal qui établit une chaire homœopathique et autorise la formation de la société Hahnemannienne; en 1847, décret royal qui nomme le D\ Nuñez, médecin homœopathe justement considéré, médecin ordinaire de Sa Majesté.

En Russie, 1838, ordre de l'Empereur d'ériger un hôpital homœopathique; 1845, ouverture solennelle d'un hôpital homœopathique à Moscou en présence du gouverneur général (*Annuaire*).

En Italie, en Portugal, en Suède, en Norwége, en Danemarck, en Suisse, etc., partout, jusque dans les contrées les plus lointaines, en Australie, par exemple, on trouve des médecins homœopathes; ce qui prouve au moins une chose, c'est que si les académies réussissent encore à faire la sourde oreille, du moins elles sont impuissantes à arrêter le progrès. Il faut nous en réjouir.

Maintenant occupons-nous de notre pays et considérons, avec l'étendue que comportent nos affaires privées, ce qu'il faut penser du présent de l'Homœopathie en France.

En France, l'Homœopathie a été introduite par le D\ Des Guidi; que sa mémoire en soit bénie! Les médecins qui l'ont suivi dans la voie qu'il avait ouverte ne l'ont pas assez glorifié de son vivant, c'est un de mes regrets. Des Guidi a le premier affronté, par amour pour la vérité, le pire de tous les dangers, celui du ridicule ; il mérite que nous conservions de lui le meilleur souvenir, avec d'autant plus de raison, que tous ceux qui l'approchèrent, trouvèrent chez lui réunies, de fortes convictions, une étude approfondie de la matière médicale, une pratique habile et une bienveillance à toute épreuve.

A peu près en même temps que Des Guidi, se dessinèrent à l'horizon, des médecins, pour la plupart considérables par leurs antécédents, et qui se vouèrent avec chaleur à la défense et à la propagation de l'Homœopathie ; depuis ce moment le nombre des médecins homœopathes s'est tellement accru, qu'aujourd'hui il faut désespérer de les compter.

Pour être admis à l'honneur d'être sérieusement écoutés et jugés dans leur pratique, ils ont fait des efforts inouïs, qui rendent témoignage de la sincérité de leurs convictions, de leur désintéressement et de leur amour pour la vérité. Pourquoi faut-il qu'ils aient rencontré partout des obstacles que leur bonne volonté, livrée à elle-même, a toujours été et sera toujours insuffisante à surmonter ?

Ils ont commencé par frapper à la porte de l'Académie ; ils devaient le faire, ils l'ont fait. S'ils y eussent manqué on leur aurait reproché avec raison, de n'avoir pas tenu un compte assez sérieux des maîtres qui les avaient précédés dans la carrière, et qui semblaient devoir être leurs juges naturels, puisque l'Académie a été instituée pour hâter, pour protéger le progrès dans les sciences médicales. Ils l'ont fait ! Que leur en est-il advenu ? De sottes éclaboussures d'abord, puisque dès les premiers jours où il fut question d'Homœopathie à l'Académie, il leur a fallu entendre, en pleine séance, ce propos injustifiable, qu'à Berlin on ne comptait plus au nombre des homœopathes que des dupes ou des fripons ! (ESQUIROL). Malgré cela ils ont insisté et on les a éconduits sous le prétexte qu'entre les mains des académiciens eux-mêmes, l'expérience s'était prononcée contre l'Homœopathie. Assertion hasardée ! sur laquelle il a fallu, revenir parce qu'il a été trop facile de prouver à messieurs les Académiciens, que leurs expériences étaient vaines, pour avoir été faites avant qu'ils eussent eu le temps et les moyens de connaître Hahnemann ; ces preuves leur ont été données cent fois, mais la sentence, portée avec tant de légèreté qu'elle en est dérisoire, n'en a pas moins été maintenue. Les médecins homœopathes ne se sont pas découragés; ils se sont inscrits en faux contre cet arrêt qui est un déni de justice; ils ont protesté, mais leurs protestations ont frappé dans le vide, et on ne les a plus écoutés.

De l'Académie aux hôpitaux, c'était la voie ; elle a été tentée sans plus de succès. A Paris, un jour exceptionnel, l'Homœopathie fut, en apparence, admise à faire ses preuves dans un service particulier ; mais de ce service on détacha avec soin, tout ce que la chronicité et l'incurabilité avaient enfanté de plus misérable, et c'est là dessus qu'on a voulu juger la thérapeutique homœopathique. Néanmoins, les médecins, pleins de confiance dans la bonté de leur cause, persistèrent dans l'épreuve, espérant des jours meilleurs et des dispositions plus bienveillantes ; ces espérances furent déçues, et encore, au moment décisif, quand il eût fallu publiquement éplucher les observations, le registre sur lequel ces observations avaient été consignées se trouva perdu, grâce à un déménagement survenu fort à propos de M. le chef de service, membre de l'Académie. Ce fut là toute la souris de la montagne en travail ; et l'on voudrait faire accroire, que des expériences pareilles, entreprises dans d'aussi mauvaises conditions, poursuivies au milieu de tiraillements douloureux, terminées pitoyablement par le fait de l'hostilité permanente de nos antagonistes, que de telles expériences prouvassent quelque chose : dérision!

En province, il est arrivé que des médecins des hôpitaux se sont convertis à l'Homœopathie, mais il ne leur a jamais été accordé de se maintenir comme chefs de service, après leur conversion. Toujours à ce moment il leur a été signifié par les administrations locales — certainement sous la pression des médecins — ou de renoncer à la pratique de l'Homœopathie ou de donner leur démission. La question ainsi posée ne pouvait être tranchée honorablement que par la démission, et c'est la démission qui a été donnée. Dr Marchant à Bordeaux et Dr Chargé à Marseille, se sont trouvés, il y a longtemps, plus de vingt ans pour ce dernier, dans cette cruelle position. Et pourtant on a su, depuis, ce que l'Homœopathie pouvait faire dans un hôpital; on l'a su malgré soi, dans le camp ennemi, et on a beau faire, on ne parviendra pas à le faire oublier aux autres.

Le Dr J.-P. Tessier, dont la perte récente a contristé tous les médecins honnêtes, amis du travail, et susceptibles de comprendre de sérieuses et profondes convictions, a prouvé à Paris, quelle brèche l'Homœopathie faisait au chiffre de la mortalité. Deux fois au moins, M. le directeur de l'assistance publique ordonna une enquête pour contrôler les résultats de son service atrocement calomnié; deux fois l'enquête a prouvé, que dans les salles de Tessier, la mortalité était au-dessous de celle de tous les autres services de Paris (1). Aussi ces enquêtes se sont toutes terminées par des remerciements, fort honorables sans doute, pour celui qui les avait mérités, mais inutiles pour l'avancement de la vérité, pour l'avenir de la thérapeutique qui avait ainsi, en plein hôpital, à Paris, prouvé par des chiffres officiels qu'avec elle les malades mouraient dans de moindres proportions. Rien n'a été obtenu, absolument rien. Je me trompe, les enquêtes ont porté leur

---

(1) *De la médication homœopathique*, suivie d'un Relevé comparatif des malades traités à l'hôpital Ste Marguerite, par la méthode de Hahnemann et par la méthode ordinaire, pendant les années 1849, 1850, 1851, par le Dr J. P. Tessier, Paris, 1852.

fruit : un redoublement de colère, d'insultes et de calomnies, mais ce fut tout.

Avant Tessier, dans un hôpital français, l'Homœopathie déjà avait fait ses preuves. Pendant vingt ans, le Dr Gastier avait seul fait le service de l'hôpital de Thoissey, et de cette habile direction, chacun peut lire ce qu'en ont pensé les administrateurs de l'hôpital même, c'est-à-dire les hommes les plus intéressés à la question et les mieux posés pour juger des résultats.

Une expérience de vingt ans est gênante par sa durée, surtout quand elle est aussi écrasante par ses résultats ; aussi la passe-t-on sous silence avec soin, pour exalter bien haut une expérience plus récente de trois jours. Oui, la dernière qui a fait tant de bruit, hélas ! a duré trois jours et dans des circonstances si exceptionnelles, qu'après les trois jours, on chercha vainement de part et d'autre une bataille gagnée ou perdue, on ne trouva d'un côté qu'une malveillance inqualifiable et de l'autre, du dévouement perdu (1).

Ouvrard à Angers, Mabit père à Bordeaux, 1835, Laburthe à Fontainebleau, dans le 4me régiment des hussards (1837), ont fait publiquement l'application du traitement homœopathique, et les résultats de ces tentatives spontanées, individuelles, ont été publiés à leur époque ; ils parlent tous très haut, en faveur de l'Homœopathie ; mais aussi on ne les cite jamais ; c'est à peine si parmi les plus fidèles, vivent encore ces souvenirs.

On a plus fait que de détourner la tête en face de faits authentiques et favorables à l'Homœopathie, on a puni, toutes les fois qu'on l'a pu, les médecins qui les avaient publiés. Le Dr Laburthe, chirurgien major, traite homœopa-

---

(1) *Trois jours d'Homœopathie à l'Hôtel-Dieu de Marseille, pendant le choléra de 1855*, par le Dr Chargé. in-8°.

thiquement tous ses malades à son infirmerie depuis décembre
1834 jusqu'au 30 juin 1837. Les résultats sont surprenants,
le colonel est enchanté et appuie de son témoignage la vérité
des faits ; Laburthe publie son rapport en juillet, un mois
après il est congédié.

D'un côté, rendre nos succès impossibles, de l'autre, taire
obstinément ceux qui ont été obtenus, telle a toujours été la
tactique dirigée contre les médecins homœopathes ; heureux
encore ceux qui dans leur indépendance, ont trouvé un abri
contre les punitions !

§

Le dévouement est familier aux médecins homœopathes,
c'est une justice à leur rendre ; quand des épidémies meur-
trières telles que le choléra et la suette sont venus fondre sur
les populations, on les a vus rechercher avec une ardeur peu
commune, l'honneur de se donner et de se donner toujours.
Plusieurs d'entr'eux animés d'une foi vive et pressés par une
ardente charité (je n'en veux citer qu'un, le Dr Perrussel, le
plus infatiguable de tous), ne se contentèrent pas de lutter avec
la maladie sévissant là où ils étaient ; ils coururent plus d'une
fois au devant d'elle pour se rendre utiles. Ils étaient fidèles,
ceux-là, à la première pensée du maître : soulager et guérir !

Tant de sacrifices n'ont pas été perdus pour le triomphe de
la cause qu'ils défendaient, ils arrachèrent des convictions et
guérirent des malades, dans des proportions incontestablement
supérieures à celles que purent étaler leurs confrères dissi-
dents ; mais des médecins, qui s'en souvient ? Les populations
seules pourraient au besoin le proclamer ; et elles le procla-
meraient encore à présent si elles étaient admises à faire

connaître leurs sentiments. Toujours est-il, que pour les médecins homœopathes , ont été dans le temps toutes les peines, et que les récompenses furent pour ceux qui n'avaient rien fait, mais qui avaient reçu leur feuille de route des ministères ou des conseils municipaux.

Les épidémies n'ont pas eu seules le privilége d'absorber le dévouement des médecins homœopathes. En dehors des calamités publiques, ils ont encore trouvé le moyen de se répandre avec un rare, très rare désintéressement. Ils ont à leurs frais, créé, entretenu des dispensaires , où la classe pauvre a pris l'habitude de venir chercher des soulagements ou des guérisons, que les établissements officiels étaient incapables de leur donner.

Tout cela est vrai, il est bien temps qu'on le sache, et si on le sait, de quel œil tout homme juste pourra-t-il voir se perpétuer, contre les médecins homœopathes, ces grossièretés , ces façons méprisantes, ces dédains affectés, sans ressentir une juste indignation ! Si on le sait, comment est-il possible que des médecins haut placés dans la hiérarchie, professant, enseignant, se respectent assez peu pour calomnier à outrance des confrères, qui devraient au contraire leur imposer du respect, aussi bien par leur talent que par leur caractère. On ne réfléchit pas assez à la douleur profonde qui saisit au cœur l'homme qui a de sincères, de profondes convictions, et qui se sent toujours publiquement et dans l'ombre soupçonné dans sa bonne foi ; on travaille et la nuit et le jour , pour l'acquit de sa conscience ; on lutte contre des difficultés au premier abord insurmontables, on arrive à être convaincu ; l'amour de la vérité s'empare de vous, on s'anime, on se sacrifie ; après des peines inouïes, on est tout heureux d'avoir dans la main une vérité, on s'épuise à appeler sur elle le regard de la foule pour instruire les uns, pour être utile aux autres, la calomnie vous répond. On se montre supérieur à la calomnie, cela se peut ; mais il est deux écueils qui vous brisent à coup sûr : la froideur et l'indifférence.

§

Jusqu'à présent je n'ai parlé que des déceptions douloureuses qui ont affligé les médecins de mon âge et dont, en conséquence, j'ai dû prendre ma part. Mais il y a plus, on se console de mauvais procédés qui vous touchent personnellement, on ne se console pas de faits plus déplorables encore.

L'intolérance est à l'ordre du jour, et à Paris, au sein de cette Faculté qui n'a grandi que par la liberté scientifique, toute justice est indignement méconnue ; nul n'arrivera s'il a pour Hahnemann la plus légère sympathie. Depuis l'externat dans les hôpitaux, jusqu'au bureau central, tout est impitoyablement refusé à quiconque est soupçonné d'avoir, pour l'Homœopathie et pour les homœopathes, je ne dirai pas de la déférence, mais de simples égards. La loi des suspects, et pire encore, règne dans toute sa rigueur. C'est de l'histoire !

Un concours est ouvert ; se présentent internes et lauréats de l'école. Vains titres si les hommes sont entachés d'Homœopathie ! Dès que la *tache* est connue, on les raye de la liste des concurrents, et on les répudie avec une audace qui étonne autant par son arrogance que par l'impunité qui la couvre. Vous avez été inscrits par erreur, et quand même vos épreuves seraient satisfaisantes, vous ne serez pas nommés : c'est de l'histoire et de l'histoire toute récente ! Plusieurs médecins de talent, parce qu'ils avaient suivi J.-P. Tessier dans sa conversion homœopathique, ont dû renoncer à la carrière des hôpitaux. La veille du concours, ils ont toujours été indignement sacrifiés.

Ceci est un crime qui relève des plus mauvaises passions. On ne brise pas ainsi arbitrairement et par la force brutale , l'avenir d'un homme plein de sève et de mérite , sans appeler sur soi un jugement sévère, et ce jugement est acquis.

A propos de Tessier, qui n'est plus, malheureusement pour nous, et qui était un jouteur d'autant redoutable qu'élevé dans le temple, il en connaissait tous les détours, oserai-je dire de quelles injustices criantes on s'est rendu coupable envers lui, et de quelles calomnies atroces on n'a cessé de le poursuivre. Il s'était converti à l'Homœopathie, par quel sentiment? Lui l'égal de tous, par les titres acquis, et le supérieur au plus grand nombre, par ses travaux de longue haleine et par sa haute intelligence. Evidemment cela ne pouvait être que par respect pour la vérité. C'était trop clair pour que personne pût s'y méprendre sciemment ; mais il fallait à tout prix rabaisser l'Homœopathie, on rabaissa l'homme. Perfidie !

Quand J.-P. Tessier eut prouvé en plein hôpital, sous les yeux de tous, que la thérapeutique homœopathique guérissait la pneumonie plus vite et plus sûrement que toutes les médications usitées jusqu'à ce jour, on nia la gravité de la pneumonie, sans se douter qu'ainsi on se donnait à soi-même un coup de massue. Et en effet, comme il est constant que par la méthode ordinaire, la pneumonie se termine trop souvent par la mort, si ce n'est pas la maladie qui tue, qu'est-ce donc? le traitement.

C'est à l'ancienneté, et chacun à son tour, que les médecins des hôpitaux arrivent à l'Hôtel-Dieu. L'heure de J.-P. Tessier est sonnée. Il se faisait un bonheur d'arriver à l'Hôtel-Dieu, ce grand foyer d'instruction. Là, il était sûr de trouver des élèves : On le devine, on lui ferme les portes de l'Hôtel-Dieu.

Tessier est mort, et la distinction honorifique que portent à Paris tous les médecins des hôpitaux, tous sans exception, Tessier ne l'avait pas reçue : quelle injustice ! Et en dehors de ses longs travaux dans les hôpitaux et dans l'enseignement, il avait eu le privilége de rendre un éminent service !

Après cela, comment ne pas convenir que le présent est douloureux pour les médecins homœopathes ? Mais nous n'aurions pas d'entrailles, si nous ne trouvions pas au moins un cri de désespoir, en face de mérites si réels, méconnus et outragés !

Relever des injustices, des outrages, c'est dur ; il est plus douloureux encore d'avoir à dévorer des humiliations ; et, je ne le dissimulerai point, l'humiliation est en ce moment le partage des médecins homœopathes en France.

Je me sens abaissé et humilié en ma qualité de médecin homœopathe, quand je vois des sociétés savantes, comme la société d'Anatomie par exemple, se permettre de rayer de leur cadre, les noms les plus honorables, les plus méritants, par cela seul que les médecins qui portent ces noms, étudient et pratiquent l'Homœopathie.

Eh quoi ! agrandir le cercle de ses connaissances, mettre sa raison d'accord avec l'autorité des faits, se préocuper sérieusement de guérir et plus vite et plus souvent ; étudier la douleur dans toutes ses nuances, dans toutes ses modifications ; poursuivre avec courage l'étude si pénible de la matière médicale, afin de n'attaquer les maladies qu'avec des médicaments dont on connaisse parfaitement les effets ; en d'autres termes, faire de l'Homœopathie , c'est mériter d'être conspué par des confrères, qui jusque là vous avaient jugés et honorables et savants ; c'est démériter à leurs yeux , c'est leur fournir l'occasion de vous exclure de leur société , sans même qu'ils prennent la peine de vous interroger ; c'est gratuitement être montré au doigt comme un proscrit, le stigmate au front : quel renversement de toute morale, de toute logique, de toute raison ! Quelle désolante infamie, et dans ce moment l'infamie triomphe !

Y a-t-il à Paris, dans une mairie populeuse, parmi les

médecins qui remplissent depuis vingt ans et plus, les dures obligations du service des pauvres, un homme assez vieux pour être désabusé sur le compte des médications officielles, assez jeune pour ne pas être indifférent au contact de la vérité ; celui-ci je le connais et je l'aime, parce que je le sais honorable entre tous : par devoir de conscience il étudie l'Homœopathie et après avoir été convaincu de son efficacité, il la pratique avec talent ; la charité doublant ses forces, il se dévoue une fois de plus, en acceptant de prendre part au service d'un dispensaire homœopathique situé dans son voisinage. Aussitôt, M. l'adjoint du maire le fait appeler, et lui signifie qu'il sera rayé du nombre des médecins de la Société de Bienfaisance s'il persiste plus longtemps à mettre le pied dans le dispensaire homœopathique. A voir cet excellent ami, la providence du pauvre, la représentation parfaite du médecin instruit et consciencieux, réprimandé et menacé quand il mériterait si bien une distinction particulière qu'on ne lui a pas encore donnée, je pourrais n'être pas abaissé et humilié, c'est impossible !

Enfin, je signalerai un dernier fait qui me paraît monstrueux, et qui fait merveilleusement ressortir, l'impudence avec laquelle les médecins se donnent le droit de flétrir leurs confrères homœopathes.

Des sociétés médicales de secours mutuels, les médecins homœopathes sont exclus, leurs offrandes sont refusées.

A quelles aberrations les hommes, quand ils sont médecins, ne peuvent-ils pas se laisser entraîner ! Quel aveuglement ! Quelle passion, et pour nous quel martyre !

§

Tant de douleurs, tant d'humiliations indignes, seraient certainement aux yeux de tous, un motif plus que suffisant pour que les médecins homœopathes cherchassent enfin à sortir de ces conditions fâcheuses, et à secouer cette main de fer qui pèse sur eux pour les opprimer de toutes ses forces.

Un trop long abaissement déshonore, même quand il est immérité, s'il est supporté dans le silence.

Il faut que nous nous relevions et bientôt.

C'est d'autant plus nécessaire que l'Homœopathie, comme science pratique, a tout à perdre à retarder l'heure de son avènement.

Avec le temps, les travaux de Hahnemann sont mis en péril, faute d'être fidèlement et soigneusement enseignés.

L'Homœopathie est *une* dans ses principes et dans ses moyens; Hahnemann l'a formulée dans son *Organon* en une série de propositions, qui se lient toutes si étroitement l'une à l'autre, que si vous en supprimez une, vous courez le risque d'arriver au même résultat que si vous brisez l'anneau d'une chaîne ; vous n'aurez plus que des débris. Pour juger pratiquement la valeur de l'Homœopathie, c'est encore à l'Homœopathie Hahnemannienne qu'il faut remonter, car il n'y a encore rien de plus vrai, rien de plus solide, rien de plus expérimentalement établi que ce que Hahnemann nous a enseigné. Pour guérir, ce qu'il y a de mieux à faire, c'est d'obéir à toutes les prescriptions du maître : j'affirme, et je ne suis pas le seul à donner pareille assurance, que les guérisons les plus éclatantes que j'ai obtenues, sont précisément celles que j'ai tentées en suivant à la lettre les conseils de Hahnemann. Sa conduite en thérapeutique est certainement la voie la plus sûre qui se soit ouverte devant nous, et la preuve, c'est que les premiers disciples qui la suivirent fidèlement, nous ont transmis des faits cliniques, que plusieurs sont tentés de repousser comme exagérés, et qui ne sont pourtant que l'expression rigoureuse de la vérité.

Or, la parole de Hahnemann est aujourd'hui, sinon rejetée en arrière, du moins amoindrie, morcelée, par ceux-là même qui lui doivent les succès dont ils s'honorent avec raison. Sous prétexte d'indépendance, on secoue volontiers le joug de l'autorité et de l'expérience, et pour ne pas se montrer les esclaves de celui à qui l'on doit tout, on se met dans le cas de se laisser surprendre en flagrant délit de contradiction et de caprice. Les uns prennent en pitié certains faits que Hahnemann a pourtant notés avec soin, et dont il faut lui être reconnaissant, parce que dans bien des cas, c'est à eux que nous sommes redevables du succès. Ces faits de détail sont la durée d'action des médicaments, si longue et si utile à respecter ; les heures d'aggravation ou d'amélioration, etc., etc. — On rit, mais alors quelle estime a-t-on soi-même, ou quelle estime veut-on inspirer pour l'expérimentation pure ? Hahnemann a fait de cette expérimentation, acquise par tant de sacrifices, la pierre angulaire sur laquelle il a laborieusement édifié. — Et vous, nouveaux venus, qui avez eu à peine le temps de jeter les yeux sur l'édifice, sans avoir compris peut-être quelle harmonie régnait dans toutes ses proportions, vous osez déjà corriger, retrancher; ce n'est ni juste ni raisonnable.

Nous ne pouvons pas, sans faire une brèche regrettable à l'expérimentation pure, rien dédaigner *à priori*, il ne vous appartient pas d'introduire l'arbitraire, là ou il n'y a de place que pour l'expérience.

Les autres veulent bien accepter les doses infinitésimales, (ils ne peuvent pas faire autrement, à moins de répudier la loi de similitude) mais ils repoussent le globule avec une coupable obstination. Pourquoi ? parce qu'ils ne veulent pas abdiquer toute leur personnalité, parce que l'arbitraire les possède, parce qu'ils n'agréent la vérité, qu'en lui imposant des conditions indignes d'elle. Le globule est, comme la première dilution, le fruit de l'expérience, on ne peut pas plus nier l'un que l'autre (1) ; les dilutions basses, à ne les considérer que comme des atténuations, sont tout aussi extraordinaires que les dilutions hautes, et il n'y a aucune bonne raison pour se priver gratuitement du bénéfice immense de la précieuse découverte de Hahnemann , à savoir que les hautes dilutions possèdent une action curative plus marquée.

L'expérimentation pure me paraît être même singulièrement déviée de sa voie: Hahnemann nous a fait connaître toutes les lésions de sensibilité et de fonctions, que produisait sur l'homme tel ou tel médicament, et c'est ainsi qu'il nous a fourni le moyen d'opérer de belles et éclatantes guérisons.

Aujourd'hui on paraît attacher un grand prix à produire, avec une substance médicamenteuse, sur les animaux, les lésions de texture que cette substance est capable de produire.

Je suis loin de nier qu'il ne soit curieux, et peut-être utile, de connaître la lésion de texture que le *drosera,* par exemple, est susceptible de produire, jusqu'à la mort inclusivement; mais au point de vue pratique, je soutiens qu'il nous est plus avantageux de connaître du *drosera* les lésions de sensibilité

---

(1) Je maintiens avec Hahnemann, que le médicament, *quand il est bien choisi,* ne doit être donné qu'à la plus petite dose possible; qu'il est toujours à craindre, *quand il est bien choisi,* d'en donner trop ; jamais à craindre, *quand il est bien choisi,* de n'en avoir pas donné assez; donc j'aime le globule, dans les maladies aiguës surtout ; ma préférence repose sur des faits comparés et étudiés avec soin. Ce n'est pas à dire que je sois opposé à ce que, dans la pratique, le médecin ait sous sa main, pour en disposer suivant les cas variables à l'infini, toutes les préparations Hahnemanniennes, depuis le globule de la 30e dilution jusqu'à la teinture mère. Ça été un grand tort que de vouloir donner à la posologie homœopathique, une règle fixe, invariable. L'Homœopathie est, par excellence, la science de l'individualisation, et sans se trouver en contradiction avec elle-même, elle ne pourrait pas individualiser en toute chose et s'imposer *à priori,* sur les médicaments, une préparation ou une dose toujours la même : ici au contraire, les nuances sont infinies, puisqu'elles sont susceptibles de varier, quant à l'individu, quant au médicament, etc., c'est à l'expérience à répondre.

et les lésions de fonctions, que la lésion de texture qui est
la dernière conséquence de son action toxique. Ce que nous
avons à traiter, c'est la maladie, c'est l'état général qui est
la cause première du développement de la lésion de texture.
Pour combattre efficacement la maladie, d'où tirons-nous
nos indications ? De l'ensemble des phénomènes morbides,
caractérisés par des lésions de sensibilité et des lésions de
fonctions ; donc, ce qu'il nous faut avant tout, c'est de connaître, non le spécifique de la lésion de texture, mais le
spécifique des lésions de sensibilité et de fonctions. Avec une
lésion matérielle, toujours la même, que de variétés dans la
manifestation des symptômes ! Et ce n'est qu'en appropriant
le médicament à l'expression symptômatique, que nous
pouvons espérer de triompher de la maladie.

§

Il fut un temps où les médecins homœopathes durent subir,
malgré eux, la nécessité de parler directement aux yeux et
à la raison des gens du monde, pour conquérir leur assentiment ; les médecins étaient sourds à leur voix ; à moins de
consentir à prêcher dans le désert, il fallait bien s'adresser à
quelqu'un, et ce quelqu'un n'était pas trop mal choisi, puisqu'il
était intéressé dans la question, au moins autant que les
médecins.

On se préoccupa donc de mettre chacun à même de se convaincre de l'efficacité de l'Homœopathie. Cette préoccupation a
été non-seulement excusable, mais elle a mérité d'être en-
couragée. Desaix de Lyon avait l'habitude de dire : si des médecins, très savants d'ailleurs, peuvent faire beaucoup de mal,
des hommes de bonne volonté, avec peu de science, peuvent
aussi faire beaucoup de bien.

C'est consolant et c'est vrai. En Homœopathie, la charité seule ou presque seule a compté des miracles.

On manquait de médecins qui voulussent apprendre ; on est allé au plus pressé, on a ouvert les yeux des gens du monde, on a bien fait ; on a parlé pour eux, on a écrit pour eux, l'expérience a prouvé qu'on avait eu raison.

Mais l'abus a été excessif. On a créé, sans réserve, des formulaires qui sont l'antipode de l'Homœopathie, puisque l'Homœopathie individualise toujours, et que le formulaire coupe court aux difficultés, par des assertions tranchantes et hasardées. Avec ces formulaires, tous les gens du monde se sont improvisés médecins et des mains des gens du monde les formulaires, hélas ! ont passé entre les mains des médecins. Ils ne sont pas si lourds à manier que la matière médicale de Hahnemann ! et la matière médicale, seul trésor où le médecin soit tenu de puiser, est devenue une rareté, bientôt elle sera un mythe.

Ah ! l'Homœopathie n'a rien perdu à franchir le seuil du sanctuaire . Elle a pu se vulgariser sans rien perdre de sa valeur ; c'est le propre de la vérité d'aimer le grand jour, elle y brille d'un plus vif éclat ; *crescit eundo*, et puis il est vrai de dire que l'Homœopathie enseigne si clairement des vérités de premier ordre, qu'avec elle, tout le monde à peu près peut opérer des guérisons ; mais ce n'est pas moins un scandale que de voir la vie des hommes livrée à des mains inhabiles et qui n'ont pas reçu mission ; il n'en est pas moins choquant, pour tous les hommes raisonnables, que la médecine soit ainsi tombée en quenouille. Il n'y a pas de demi-malades, il ne doit pas y avoir de demi-médecins, et au contact de ces faux docteurs, les médecins homœopathes ont nécessairement perdu de leur crédit, de leur influence et de leur dignité.

Il est bien temps que tout cela cesse ; c'est contraire à la loi, au bon sens et à la morale ; il est temps que les médecins homœopathes reprennent aux yeux de tous, les droits qui leur appartiennent et dont on les a dépouillés sans qu'ils aient jamais démérité ; il est temps que cessent les humiliations dont on a été si follement prodigue à leur égard ; il est temps que les travaux de Hahnemann soient sauvés des altérations que le caprice individuel leur inflige ; il est temps que l'Homœopathie ne soit exercée que par ceux qui la savent ; non-seulement il y va de notre honneur, mais il y va aussi de la vie des hommes.

Puissions-nous être compris !

CHAPITRE VII.

DE L'AVENIR DE L'HOMŒOPATHIE.

—

SOMMAIRE. — Confiance dans l'avenir, mais nécessité pressante de sortir de la position actuelle. Il faut à l'Homœopathie des hôpitaux et des cliniques homœo pathiques ; l'Empereur seul peut les donner, il les donnera. Conséquences assurées des hôpitaux et des cliniques homœopathiques.

—

Je suis toujours confiant en l'avenir de l'Homœopathie, parce que Dieu qui nous la donna, saura bien la sauver à son heure, de tous les piéges auxquels l'exposent la malice et la méchanceté des hommes. Ce n'est point pour être jamais vouée à l'oubli qu'elle s'est répandue dans le monde entier avec une rapidité sans exemple. Elle a aujourd'hui étalé partout sa puissance, et partout il lui a été suscité des apôtres, qui sauront aux plus mauvais jours, avec la tête et avec le cœur, la protéger et la défendre.

Toutefois, en France où officiellement il n'a encore rien été fait pour elle, j'estime que le moment est venu de provoquer un mouvement décisif qui la relève, qui l'enseigne et qui la maintienne ouvertement au niveau de la considération qui lui est due.

Les médecins qui, par rang de date, furent les premiers disciples de Hahnemann et les promoteurs courageux de sa doctrine, ou sont tombés à la peine ou se découragent, et la génération qui leur succède ne se montre peut-être pas assez reconnaissante de l'héritage qui lui a été légué et manifeste au contraire, une tendance trop évidente à amoindrir Hahnemann et son enseignement.

Il y a là un danger, et c'est à mon avis le plus pressant, celui contre lequel il importe le plus de se prémunir. Si on n'utilise pas au profit de l'Homœopathie les premiers combattants, les plus passionnés ; (je ne recule pas devant le mot, la passion c'est le dévouement et il est de ces épreuves qu'on ne traverse pas victorieusement sans le dévouement au cœur ;) si on ne fait pas appel aux représentants les plus fidèles de Hahnemann, ceux qui ont préparé et mûri, on ne saurait en disconvenir, les succès plus faciles dont se parent les derniers venus , que restera-t-il bientôt pour juger définitivement à l'œuvre l'Homœopathie Hahnemannienne ?

On semble l'oublier et il faut le rappeler parce que c'est pourtant vrai. C'est l'Homœopathie Hahnemannienne qui a triomphé des premiers obstacles, et les premiers obstacles étaient évidemment les plus sérieux. C'est elle qui a fait brèche aux forteresses médicales du temps ; c'est elle qui a remué l'opinion publique, qui a étonné le monde par les plus belles guérisons ; c'est elle qui a fondé les hôpitaux de Vienne et les cliniques de Leipsick , qui nous a fourni dans les conditions d'une authenticité irréprochable, des observations qui sont encore l'orgueil et l'ambition des médecins homœopathes de tous les pays ; c'est elle qui a été récompensée en Allemagne, dans les hommages publics rendus à la mémoire de Hahnemann d'abord, et dans la personne des Stapf, Marenzeller, Œgidi, Schwarz, Wolff, Mühlenbein, etc., etc. Et nous consentirions en France , à voir tomber cette Homœopathie

Hahnemannienne, du piédestal où elle fut placée dès son origine, avant qu'elle eût pu être jugée ! Ce serait un malheur pour tous et une lâcheté sans nom de la part de ceux qui lui ont voué toute leur estime et qui ont passé leur vie à l'étudier ; non, il ne faut pas que cela soit.

L'Homœopathie Hahnemannienne, et par ces mots, il faut entendre la thérapeutique Hahnemannienne, avec ses études si minutieuses et ses appréciations si exactes qui ont coûté tant de peine, de la durée d'action des médicaments, du danger des répétitions trop fréquentes et de la nécessité des dilutions élevées, qui seules mettent à nu toutes les propriétés curatives des médicaments ; cette Homœopathie là s'en va en France, parce que ses représentants les plus scrupuleux sont morts et que je ne vois pas que le plus grand nombre marche sur leurs traces. Que nous reste-t-il de l'Homœopathie des Des Guidi, Desaix, Crépu, Croserio, Molin, Petroz, etc. Ils sont morts, et on en est presque, sous prétexte de progrès, à répudier leur mémoire. Ce sont eux pourtant qui ont donné à l'Homœopathie française, l'éclat dont elle brille, parce que leur pratique reste dans la mémoire des hommes et que leur pratique n'a été heureuse que parce qu'elle a été Hahnemannienne.

Dans ce péril, et c'en est un vraiment que de voir Hahnemann rejeté dans l'ombre, tronqué, mutilé, attendre, espérer du temps ce que le temps ne nous a pas encore donné, non ! *Fugit irreparabile tempus*, et la mort en renversant les athlètes les plus expérimentés, cause à l'Homœopathie des dommages irréparables. Continuer à frapper à la porte des académies : non ! Les injures des académiciens ont trop durement étouffé le juste cri de nos récriminations ; essayer par des ménagements et par des concessions à nous réconcilier avec nos antagonistes qui furent toujours nos détracteurs, illusion ! Autrefois je l'eusse partagée, aujourd'hui par expérience, je la proscris, avec la certitude que les ménagements sont inutiles et les concessions coupables. Le fil est rompu entre vieux camarades, le fil ne se renouera plus ; des amitiés de trente ans ont été froissées, humiliées, c'est pour toujours : Il n'y a pas à revenir sur le passé. Quelqu'un d'entre nous espérerait-il encore pouvoir entrer dans une école ! Mais on l'a vu, le seuil en est impitoyablement interdit, et quand même il y entrerait, dès le moment qu'il se ferait connaître, il en sortirait vaincu, en apparence du moins.

Nous avons eu des nôtres à Montpellier et à Paris, Risuèno d'Amador et J.-P. Tessier. Ce n'étaient pas là des athlètes sans nom ; ils étaient revêtus du caractère officiel ; ils enseignaient publiquement, ils faisaient des prosélytes, ils gagnaient du terrain à la cause qu'ils défendaient avec un incontestable talent, trop pour le repos et pour l'amour-propre de leurs adversaires; la calomnie les a tués. Il leur a manqué le secours de l'autorité qui seul pouvait les faire respecter.

Quel parti nous reste-t-il donc à prendre?

Que chacun veuille bien réfléchir, qu'il est directement intéressé à ce que le procès ne soit pas éternellement pendant, entre une méthode curative, dont les partisans éclairés se montrent enthousiastes, et les vieux procédés thérapeutiques contre lesquels renaissent à chaque instant de nouvelles récriminations. Que chacun se dise qu'une doctrine dénuée de sens et de raison, dépourvue de vérités pratiques, n'aurait pu résister plus d'un demi-siècle à de telles attaques, ni surmonter de telles épreuves.

L'Homœopathie en France n'a eu, jusqu'à ce jour, d'autres soutiens que ceux des malades qu'elle a guéris et qui ont eu le courage de rendre hommage à la vérité. Combien de doctrines médicales qui ont fait le tour du monde, seraient tombées dans l'oubli en moins de temps, si comme elle, elles avaient été livrées à elles-mêmes, sans le prestige de l'enseignement officiel !

Que chacun comprenne que les passions médicales ont été trop vivement surexcitées, pour qu'une solution équitable, impartiale, puisse être espérée de la part de médecins qui sont, dans leur propre cause, juges et parties ; et alors, quand on se sera généralement pénétré de ces vérités, nous obtiendrons facilement que tous s'associent à une démarche sérieuse, de laquelle seulement nous pouvons espérer un résultat satisfaisant : Satisfaisant pour ceux qui savent à quoi s'en tenir sur le compte de l'Homœopathie, et satisfaisant aussi pour ceux qui doutent encore, mais chez lesquels la violence du parti pris n'a pas étouffé le désir de connaître.

Partout ailleurs qu'en France l'Homœopathie est honorée dans son exercice et protégée dans son développement. Cette protection s'est montrée efficace en lui assurant à part, des services publics où elle compte des maîtres et des élèves.

En France, elle est écrasée sous le pied du monde médical officiel, et pourtant elle a si bien gagné ses lettres de naturalisation, qu'elle est tolérée dans son exercice ; mais cette tolérance ne saurait, à mon avis, nous suffire plus longtemps ; et pour moi, je la trouve si blessante, que j'oublie le bienfait, si bienfait il y a, pour n'être que choqué, ou du scandale de faiblesse ou du scandale d'injustice.

De deux choses l'une, ou l'Homœopathie est un mensonge, et alors elle est, pour la société, le pire des fléaux ; ou elle est une vérité, un progrès en médecine, et alors elle est pour tous une conquête inappréciable : dans le premier cas, la loi doit la frapper, je le demande au nom du respect dû à la vie des hommes ; dans le second, l'autorité qui est placée bien au-dessus des passions médicales, lui doit sûrement aide et protection.

Or, elle est une vérité, un immense progrès. Après toutes les preuves que j'en ai données et qui constituent la partie essentielle de ce travail, j'ose encore invoquer en faveur de mon affirmation, la tolérance dont on couvre la pratique médicale homœopathique, au mépris d'une loi surannée.

Si cette tolérance ne parlait pas en faveur de l'Homœopathie, ce serait un malheur de plus.

Et en effet, il est une loi qui régit l'exercice de la médecine, et qui manque son but si elle ne protége pas la vie des hommes contre la médecine et les médecins.

Il est une science, officiellement enseignée, qui dispose de tout crédit, de toute puissance, et qui nécessairement compte parmi ses attributs, celui de faire respecter la loi protectrice de la vie des hommes.

Le malheur serait que les représentants de cette science privilégiée, eussent manqué jusqu'à ce jour au premier de leurs devoirs.

Qui le croirait? moi j'ai trop bonne opinion de la moralité de ces honorables représentants pour croire, un seul instant, que s'ils avaient eu réellement entre les mains, les preuves de toutes les accusations portées contre la doctrine médicale homœopathique, ils n'en eussent pas déjà et depuis longtemps interdit ou fait interdire la pratique.

Ils en avaient le droit.

Les pharmacies spéciales homœopathiques sont là, qui étalent publiquement sous les yeux de l'autorité compétente, les préparations Hahnemanniennes à l'exclusion de toutes les autres préparations pharmaceutiques. Ainsi, elles sont une protestation vivante et continue contre la loi qui régit l'exercice de la médecine et de la pharmacie. Qu'on fasse donc fermer ces pharmacies si vraiment l'homœopathie « est une mystification pseudo-scientifique. » La loi refuse aux médecins la liberté de délivrer eux-mêmes les médicaments à leurs malades; donc, les pharmacies homœopathiques fermées, l'exercice de la médecine homœopathique est désormais impossible.

Donc, rien n'est plus aisé que de tuer l'Homœopathie !

Pourquoi ne le fait-on pas? Est-ce ménagement? Je préfère un arrêt de mort à une insulte perpétuelle dont je n'entrevois pas la fin et dont les résultats sont si déplorables.

On ne le fait pas parce que l'Homœopathie, en France comme partout, a pris droit de domicile ; parce qu'elle est, et qu'il ne dépend plus de personne qu'elle ne soit pas.

Il y a une autre raison. Que l'on franchisse le seuil de ces pharmacies et qu'on les interroge. Elles répondront que toutes les classes de la société, toutes sans exception, viennent y réclamer des ressources thérapeutiques qu'on ne trouve pas ailleurs.

Le bon sens public, la raison, l'intérêt bien entendu de chacun, s'opposent à ce qu'on ferme les pharmacies homœopathiques ; il y aurait aujourd'hui révolte partout, parce que les services rendus sont là qui les défendent, aussi ne les ferme-t-on point et ce qu'on n'a pas fait jusqu'à ce jour, on ne peut raisonnablement songer à le faire encore.

Pour satisfaire plus complètement au bon sens public, à la raison, à l'intérêt de chacun, il y a mieux à faire que de laisser ouvertes les pharmacies homœopathiques.

Il faut en finir avec l'Homœopathie.

Pour en finir avec elle, il faut, ou la proscrire, ou lui assurer une place libre et indépendante, où elle puisse prouver publiquement, dans les conditions d'une authenticité irréprochable, tout ce qu'elle peut faire et enseigner à qui voudra l'entendre, tout ce qu'elle sait.

Il faut qu'elle ait à sa disposition, pleine, entière, sans entrave, des hôpitaux et des cliniques.

L'autorité seule peut nous les donner, adressons-nous à l'autorité.

Les ouvriers de Paris ont adressé, il y a bien des mois, au Sénat, une pétition qui a pour but de solliciter la création de services homœopathiques dans les hôpitaux de Paris ; ils fondent leurs justes prétentions sur ce fait, que dans les maladies chroniques, grâce aux dispensaires privés des médecins homœopathes, ils sont habitués à être soulagés et guéris par l'Homœopathie, tandis que lorsque les maladies aiguës les forcent à entrer dans un hôpital, ils se trouvent dans la dure nécessité de subir un traitement qui n'a plus leur confiance. Cette pétition est juste en principe, respectueuse dans la forme, motivée par d'excellentes raisons et sur des faits irrécusables, je demande que cette pétition soit enfin prise en sérieuse considération.

Je demande aussi qu'il soit porté, sous les yeux de l'Empereur, une pétition dont les termes restent à déterminer, mais qui, avec l'autorité d'un très grand nombre de signatures, sollicite positivement de Sa Majesté une intervention directe et efficace en faveur de l'Homœopathie.

Les médecins homœopathes français ne sont pas moins dignes que ceux d'Allemagne par exemple ; or, ces derniers sont arrivés, par la protection du chef de l'Etat, à posséder ce que nous demandons, des hôpitaux et des cliniques. Pourquoi ne verrions-nous pas se réaliser nos vœux, comme les vœux de nos confrères ont été réalisés ?

L'Empereur est grand, l'Empereur est juste : Sa Majesté comprendra quels sentiments nous font recourir à sa puissante intervention.

C'est qu'en vérité nos forces trahissent notre courage, et que si nous sommes plus longtemps abandonnés, conspués, injuriés, l'Homœopathie pourra bien succomber, pour quelque temps du moins ; et en attendant, sa sève se perd ou se corrompt.

Avec des hôpitaux et des cliniques homœopathiques, toute semence lèvera et le bon grain pourra être séparé de l'ivraie.

Avec des hôpitaux et des cliniques homœopathiques,

l'Homœopathie est sauvée, parce que la pratique et l'action lui seront plus favorables que les plus savantes discussions.

Avec des hôpitaux et des cliniques homœopathiques, plus de vaines disputes, plus de récriminations. L'Empereur aura droit, une fois de plus, à notre reconnaissance; l'humanité sera satisfaite dans tous ses besoins et on ne verra plus les médecins divisés en deux camps ennemis, dont l'un est l'oppresseur et l'autre l'opprimé.

L'expérience parlera plus haut que tous les cris discordants; elle prononcera son arrêt, et après cette décision souveraine, les allopathes et les homœopathes n'auront que faire de s'affubler plus longtemps de qualifications, dont la lutte seule légitime l'emploi.

Il y aura uniquement ce que nous appelons de tous nos vœux, ce que réclament impérieusement les malades :

Il y aura des médecins.

Plus rien à ajouter ; le titre de médecin en dit assez ; après lui nulle épithète n'est ni nécessaire ni même convenable.

Et par médecins, je désigne avec Hahnemann ceux dont la *première*, *l'unique* vocation est d'être utiles à leurs semblables.

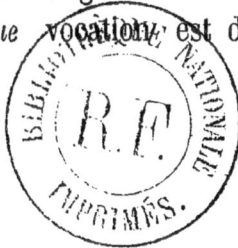

FIN.

TABLE DES CHAPITRES.

efficace, d'où *similia similibus curantur*. La loi homœopathique explique seule les guérisons connues et obtenues par l'emploi direct d'un médicament. L'histoire thérapeutique de la belladone, depuis les temps les plus reculés jusqu'à nos jours, confirme la loi homœopathique. La loi homœopathique est le principe dominant de la doctrine de Hahnemann. Appuyée par l'expérimentation pure, rendue plus efficace par les doses infinitésimales, elle est toute l'Homœopathie. Les détracteurs les plus acharnés de l'Homœopathie n'ont pas écrit un mot sérieux contre la loi de similitude. Examen de quelques attaques produites contre Hahnemann, en dehors de sa thérapeutique.

CHAPITRE IV.

DES MOYENS D'ACTION DE L'HOMŒOPATHIE.

SOMMAIRE. — L'Homœopathie puise ses remèdes aux mêmes sources que les autres thérapeutiques; elle n'emploie que des substances dont les effets sur l'homme sont connus. Toute dose infinitésimale n'est pas homœopathique, et réciproquement une dose homœopathique peut n'être pas infinitésimale. Etude des dilutions. Inutile de chercher à les comprendre ; il est plus sage de les étudier dans les effets qu'elles peuvent produire. Boërhaave a pressenti les dilutions, Hufeland les a défendues; elles sont prônées par ceux-là même qui les combattent par le raisonnement. Erreur des dénominations arithmétiques. Les dilutions et les réactifs chimiques. Les dilutions de MM. Busen et Kirchoff. De l'état subtil des corps. De la puissance des infiniment petits. Leçons données par le bulletin de thérapeutique et par les eaux minérales. Le globule est imposé par l'expérience, il est plus saisissable encore que beaucoup d'autres influences non contestées. Le globule guérit; peuvent s'en convaincre les ignorants aussi bien que les savants. Nier son efficacité, c'est nier l'expérience.

CHAPITRE V.

DU PASSÉ DE L'HOMŒOPATHIE.

SOMMAIRE.—Hahnemann soulève contre lui une opposition passionnée. Il est méconnu, colomnié, poursuivi. Il est sauvé par le duc d'Anhalt-Kœthen. Il a pour consolations ses succès et ses disciples.

CHAPITRE VI.

DU PRÉSENT DE L'HOMŒOPATHIE.

SOMMAIRE. — L'Homœopathie est aujourd'hui répandue dans le monde entier. Elle est en progrès partout, mais dans des conditions différentes. Protégée en Allemagne,

CHAPITRE VII.

DE L'AVENIR DE L'HOMŒOPATHIE.

FIN DE LA TABLE.

Toulon. — Imprimerie d'E. Aurcl.

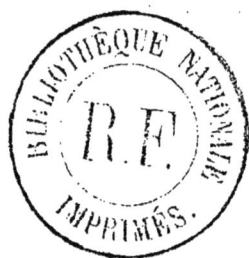

LIBRAIRIE J. B. BAILLIÈRE ET FILS.

ESPANET. **Traité méthodique et pratique de Matière médicale et de Thérapeutique**, basé sur la loi des semblables. Paris, 1861. In-8 de 808 pages . . . . 9 fr.

HAHNEMANN. **Exposition de la doctrine médicale homœopathique**, ou Organon de l'art de guérir, par S. HAHNEMANN; traduit de l'allemand, sur la dernière édition, par le docteur A. J. L. JOURDAN. *Quatrième édition*, augmentée de commentaires et précédée d'une notice sur la vie, les travaux et la doctrine de l'auteur, par le docteur LÉON SIMON. Paris, 1856. 1 vol. in-8 de 568 pages avec le portrait de S. HAHNEMANN. . . . . 8 fr.

HAHNEMANN. **Etudes de médecine homœopathique**, par le docteur S. HAHNEMANN. Paris, 1855. 2 séries publiées chacune en 1 vol. in-8 de 600 pages. . . . . 7 fr.

HARTMANN. **Thérapeutique homœopathique des maladies des enfants**, par le docteur F. HARTMANN, traduit de l'allemand par LÉON SIMON fils, membre de la Société médicale homœopathique de France. Paris, 1853, 1 vol. in-8 de 600 pages. . . . . 8 fr.

HÉRING. **Médecine homœopathique domestique**, par le docteur C. HÉRING. *Quatrième édition* française, traduite sur la sixième édition américaine récemment publiée par l'auteur lui-même, revue, corrigée et augmentée d'un grand nombre d'additions tirées de la onzième édition allemande, et précédées d'indications générales d'hygiène et de prophylaxie des maladies héréditaires; par le docteur LÉON MARCHANT, Paris, 1860. In-12 de 700 pages. . . . . 6 fr.

JAHR. **Nouveau Manuel de Médecine homœopathique**, divisé en deux parties : 1° Manuel de matière médicale, ou Résumé des principaux effets des médicaments homœopathiques, avec indication des observations cliniques; 2° Répertoire thérapeutique et symptômatologique, ou table alphabétique des principaux symptômes des médicaments homœopathiques avec des avis cliniques, par le docteur G. H. G. JAHR. 7e édition, revue et augmentée. Paris, 1862. 4 vol. in-18 jésus. 18 fr.

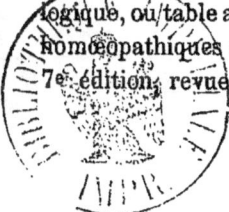

JAHR. **Principes et règles qui doivent guider dans la pratique de l'Homœopathie.** Exposition raisonnée des points essentiels de la doctrine médicale de HAHNEMANN. Paris, 1857. In-8 de 528 pages. . . . . 7 fr.

JAHR. **Notions élémentaires d'Homœopathie.** Manière de la pratiquer avec les effets les plus importants de dix des principaux remèdes homœopathiques, à l'usage de tous les hommes de bonne foi qui veulent se convaincre par des essais de la vérité de cette doctrine ; par G. H. G. JAHR. Quatrième édition, corrigée et augmentée. Paris, 1861. In-18 de 144 p. . . . . , ... 1 fr. 25

JAHR. **Du Traitement homœopathique des Maladies des Femmes**, par le docteur G. H. G. JAHR. Paris, 1856. 1 vol. in-12, VII-496 pages. . . . . 6 fr·

JAHR. **Du Traitement homœopathique des Affections nerveuses** et des maladies mentales. Paris, 1854. 1 vol. in-12, de 600 pages. . . . . - . . . . 6 fr.

JAHR. **Du Traitement homœopathique des Maladies des Organes de la Digestion**, comprenant un précis d'hygiène générale et suivi d'un répertoire diététique à l'usage de tous ceux qui veulent suivre le régime rationnel de la méthode de Hahnemann. Paris, 1859. 1 vol. in-18 jésus, de 520 pages . . . . , ... 6 fr.

PROST-LACUZON. **Formulaire pathogénétique usuel**, ou Guide homœopathique pour traiter soi-même les maladies. Deuxième édition, corrigée et augmentée. Paris, 1861. In-18 de 583 pages. 6 fr.

Toulon. — Imprimerie d'E. Aurel.

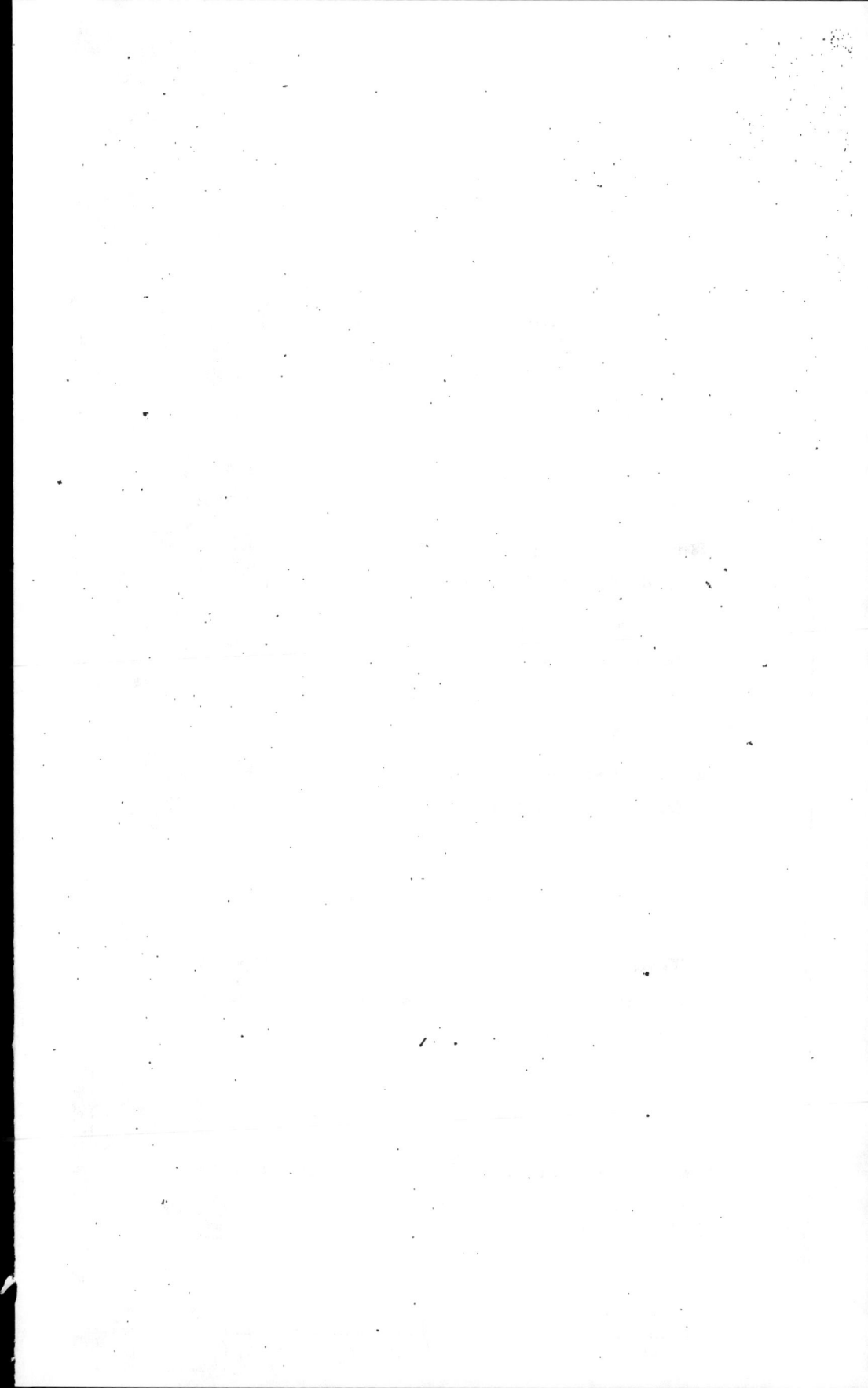

OUVRAGES DU MÊME AUTEUR

1º **Notice nécrologique sur le Dr Lassis, membre de l'Académie de médecine de Paris, etc.** — 1836.

2º **Etudes médicales** ou **Mémoire en réponse aux accusations portées contre la doctrine médicale homœopathique.** — In-8º, 1838.

3º **Revue de la Médecine spécifique avec Petroz et Roth.** — 1842.

4º **Revue homœopathique du Midi avec plusieurs Médecins du Midi.** — 1848-1849.

5º **Traitement homœopathique, préservatif et curatif du choléra épidémique.** — 1849.

6º **L'Homœopathie et ses détracteurs à l'occasion du choléra de 1854.** — In-8º de 236 pages, 1855.

7º **Trois jours d'homœopathie à l'Hôtel-Dieu de Marseille pendant le choléra de 1855.** — In-8º, 1857.

SOUS PRESSE:

De l'Iode, du Soufre, du Carbonate de Chaux, du Phosphore et du Lycopode dans le traitement de la Phthisie pulmonaire.

EN PRÉPARATION

Traité de Médecine pratique homœopathique. — 2 vol. in-8º.

— 6012 — Toulon. Impr. d'E. AUREL, rue de l'Arsenal, 13

www.ingramcontent.com/pod-product-compliance
Lightning Source LLC
Chambersburg PA
CBHW071859200326
41519CB00016B/4455